AF403626

LEÇONS

SUR

L'URÉTHRITE CHRONIQUE

(GOUTTE MILITAIRE)

24168. — PARIS. IMPRIMERIE LAHURE

9, rue de Fleurus, 9

LEÇONS

SUR

L'URÉTHRITE CHRONIQUE

(GOUTTE MILITAIRE)

FAITES PAR

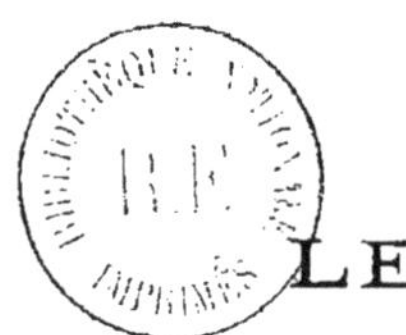

LE Dr HORTELOUP

Chirurgien de l'hôpital Necker

RECUEILLIES PAR

LE D^R ED. WICKHAM

Ancien aide d'anatomie de la Faculté

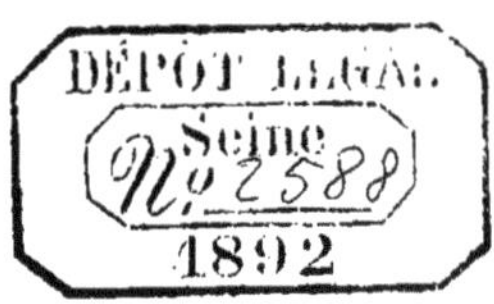

AVEC UNE PLANCHE EN COULEUR DES LÉSIONS DE L'URÉTHRITE CHRONIQUE
COPIÉES A L'AIDE DE L'URÉTHROSCOPE

PARIS

G. MASSON, ÉDITEUR

LIBRAIRE DE L'ACADÉMIE DE MÉDECINE DE PARIS

Boulevard Saint-Germain, 120

1892

En faisant, l'année dernière, des leçons sur l'uréthrite chronique, je me suis rappelé cette phrase de Ricord : « Si je vais en enfer, je sais le supplice qui m'y attend : je serai entouré de blennorrhéens me faisant des signes désespérés pour obtenir leur guérison, et moi, je ne pourrai pas y parvenir. » Espérons que notre illustre maître n'aura pas vu son horrible rêve se réaliser; mais, hélas! sans aller en enfer, tout médecin qui s'occupe des maladies des voies urinaires connaît le supplice de voir arriver dans son cabinet les blennorrhéens réfractaires au traitement. Depuis dix ans, cette question a vu paraître de nombreux travaux fort intéressants; de plus, l'uréthroscope inventé par un chirurgien français, qui l'a défendu trop modestement, nous est revenu de l'étranger avec une véritable réputation. Il y avait donc intérêt à réétudier cette difficile question en se servant de ces matériaux et en employant l'uréthroscope pour étudier *de visu* les lésions de l'uréthrite chronique. C'est ce que j'ai voulu faire; à mes auditeurs, qui m'ont suivi avec patience, à dire si j'ai réalisé mon désir.

Je remercie MM. les D^{rs} Ed. Wickham et Fr. Bordas de l'aide qu'ils m'ont apportée pour la rédaction de ces leçons, et j'adresse tout particulièrement mes remerciements à notre habile dessinateur M. Leuba, qui a eu la patience de copier, sous ma direction, les lésions de l'uréthrite, ce qui est, pour celui qui sait manier l'uréthroscope, un joli tour de force.

Dr HORTELOUP.

17 février 1892.

LEÇONS

SUR

L'URÉTHRITE CHRONIQUE

(GOUTTE MILITAIRE)

PREMIÈRE LEÇON

I

Définitions multiples de l'uréthrite chronique, de la goutte militaire. — La blennorrhagie aiguë en est toujours le point de départ. — Historique. Swediaur, Morgagni, Hunter, Broussais, Ricord. — Découverte du gonocoque. — Neisser. — Eyraud.

Messieurs,

J'ai l'intention de consacrer mes cliniques de cette année à étudier avec vous une des affections les plus communes des organes génito-urinaires, l'uréthrite chronique, nommée vulgairement la goutte militaire.

Deux raisons m'ont engagé à choisir cette maladie pour sujet de ces leçons : la première, c'est sa fréquence ; il suffit d'assister à nos consultations de Necker pour voir que, sur dix malades nouveaux, il y en a plus de la moitié qui vient nous consulter pour *un vieil échauffement, une vieille goutte* qu'ils n'ont pas pu faire disparaître. La seconde raison est que ce genre d'affection forme, presque toujours, le premier fonds de la clientèle des jeunes médecins. Le client est instinctivement poussé vers ce nouveau venu, frais émoulu de l'école ; il aura peut-être quelque recette nouvelle et, ensuite, à cause de sa jeunesse, il lui semble qu'il trouvera, près de lui, une plus grande sympathie.

Au premier abord, rien ne paraît plus simple que de répondre à cette question, qu'est-ce que la goutte militaire ? C'est une affection caractérisée par la présence d'une goutte blanche ou jaune, matutinale, au méat.

Mais si vous voulez approfondir, c'est-à-dire savoir quelle en est la cause, et, surtout, quel est le traitement que vous pouvez lui opposer, c'est alors que le jeune médecin, absorbé, à bon droit, par des questions beaucoup plus délicates de pathologie ou de bactériologie, se trouve un peu désemparé en présence de théories bien différentes, et surtout en présence de ce nombre incommensurable de formules qui, à en croire les auteurs, seraient sinon infaillibles, laissons cette prétention aux charlatans de profession, mais, au moins, meilleures que les autres.

Mais, sans aller si vite, quel est le nom scientifique que l'on doit lui donner ? Les uns la désignent sous les noms de blennorrhagie chronique, d'uréthrite chronique ; d'autres, sous ceux de blennorrhée, d'uréthrorrhée, de suintement muqueux ; d'autres enfin, sous celui de prostatorrhée et même de spermatorrhée.

Vous trouverez-vous toujours en présence d'un même et unique symptôme qui vous permettra de la reconnaître de suite ? nullement. Tel malade vous dira que, tous les matins, il trouve une goutte à l'extrémité de la verge, c'est un classique ; tel autre ne se plaindra pas d'avoir une goutte, mais les lèvres du méat collées ; un autre n'a rien au méat, mais lorsqu'il appuie ou presse sur le canal de l'urèthre, il fait sourdre une goutte de couleurs très variables suivant les récits. Certains malades se présenteront pour des troubles de l'urine, caractérisés par des dépôts ou des flocons; enfin, d'autres vous apporteront un liquide qu'ils rendent après chaque garde-robe.

Faut-il ranger tous ces malades dans une même catégorie et les traiter tous suivant le même procédé? La réponse n'est pas facile. Est-on même d'accord sur le siège ou sur les lésions de la goutte militaire?

Les uns la localisent presque exclusivement dans l'urèthre antérieur; d'autres, au contraire, dans l'urèthre postérieur. Certains auteurs voient, dans tout écoulement chronique, un symptôme d'une lésion bien spéciale, la granulation.

Pour certains chirurgiens, l'écoulement chronique serait toujours produit par un rétrécissement du canal de l'urèthre; pour d'autres, le rétrécissement ne serait qu'une coïncidence ou une complication.

Enfin, une dernière question, peut-être la plus importante : la goutte militaire est-elle contagieuse? est loin d'être résolue d'une façon absolue.

Je crois qu'il m'a suffi de vous énumérer tous les points obscurs qui se rencontrent à chaque pas dans cette maladie, pour vous faire comprendre que nous n'aurons pas perdu notre temps, si nous parvenons à en élucider quelques-uns et, surtout, si je réussis à vous donner une bonne direction pour le traitement.

Après avoir passé en revue toutes les questions sur lesquelles règne le désaccord le plus parfait, je m'empresse de vous dire qu'en revanche on est d'accord pour reconnaître que la goutte militaire est toujours *la suite d'une blennorrhagie aiguë* et que, dans la majorité des cas, elle a pour principale cause un mauvais traitement.

Aussi, pour étudier avec quelque chance de succès l'histoire des écoulements chroniques de l'urèthre, il est indispensable de bien s'entendre sur l'étiologie, l'anatomie pathologique, la marche et le traitement de la blennorrhagie aiguë, car, alors seulement, on peut rechercher pourquoi et comment une blennorrhagie aiguë passe à l'état chronique.

La blennorrhagie, c'est l'inflammation aiguë du canal de l'urèthre. Ce nom a été créé par Swediaur à la fin du siècle dernier ; jusqu'à cet auteur, l'inflammation de l'urèthre était désignée soit par son symptôme prédominant, la douleur, sous les noms de *passio, calefactio*, ardeur d'urine (*Astruc*), chaudepisse, soit par le nom de *gonorrhée*, en se basant sur l'aspect de ce que l'on prenait pour du sperme (écoulement de semence). Quoique Morgagni ait démontré que ce liquide n'était pas du sperme, le nom persista, et vous trouverez encore, surtout par les chirurgiens anglais, la blennorrhagie désignée sous le nom de gonorrhée.

Swediaur, avec le mot de *blennorrhagie*, écoulement de mucus (βλεννα), créa aussi celui de *blennorrhée* ; blennorrhagie (*mucifluxus activus*, ou écoulement accompagné de symptômes phlogistiques), blennorrhée (*mucifluxus passivus*, c'est-à-dire écoulement privé de symptômes phlogistiques), distinguant ainsi parfaitement de la blennorrhagie cet état chronique du canal de l'urèthre qui fait le désespoir des malades et le tourment des chirurgiens.

Aujourd'hui, en France, blennorrhagie est l'expression courante pour désigner l'état aigu, mais blennorrhée n'a pas été acceptée aussi généralement, et vous en voyez la preuve, puisqu'en commençant ces leçons, je vous ai parlé d'uréthrite chronique.

Je n'insisterai pas sur l'étiologie de la blennorrhagie aiguë, question accessoire pour la maladie dont je veux vous entretenir. Je vous rappellerai seulement que s'il n'est point douteux qu'un grand nombre de blennorrhagies proviennent d'un contact avec une autre blennorrhagie, il y en a beaucoup, 5 contre 1 (Fournier) dans lesquelles la contagion ne jouerait aucun rôle.

Mais il est beaucoup plus important pour l'uréthrite chronique, comme nous le verrons dans le cours de ces leçons, de savoir quelle est la nature de la blennorrhagie.

L'inflammation est-elle simple, c'est-à-dire tient-elle à une irritation ou à un frottement; est-elle d'une nature spéciale; tient-elle à un virus ou à quelque principe particulier appartenant au pus?

En posant ainsi cette question, je ne fais nullement allusion aux belles recherches microbiologiques que la fin de ce siècle aura eu la gloire de voir naître et d'approfondir; nous allons y venir dans un instant. L'idée de faire de la blennorrhagie une maladie toujours virulente est beaucoup plus ancienne, et si j'appelle votre attention sur ce sujet, c'est que je suis heureux de pouvoir vous exposer, avant que ce ne soit entièrement démodé, le véritable chaos dans lequel se trouvait la vénéréologie à l'époque où Ricord, dont le nom reviendra souvent dans ces leçons, commença à le débrouiller.

Au commencement du siècle, la blennorrhagie était considérée comme occasionnée par un virus, et ce virus était le virus syphilitique.

La blennorrhagie était toujours une manifestation syphilitique et on ne craignait pas d'admettre qu'elle n'en fût une manifestation héréditaire.

Hunter avait soutenu et a fortement contribué à faire admettre cette identité de la syphilis et de la gonorrhée, car en s'inoculant directement sur le gland du pus blennorrhagique, il avait vu se développer des accidents syphilitiques.

Sauf quelques légères oppositions, cette opinion était générale, lorsque Broussais révolutionna la science avec sa théorie de l'inflammation. Toutes les maladies n'avaient qu'une seule cause, l'inflammation; et d'un mot il supprimait toutes les maladies virulentes. L'être humain n'était plus qu'un composé de systèmes et d'organes reliés les uns aux autres par des sympathies réciproques et, grâce à ce consensus sympathique, il expliquait comment dans une maladie, plusieurs régions pouvaient être envahies simultanément. Ainsi, pour la syphilis, quoi de plus simple que d'expliquer les lésions de la gorge à la suite d'un chancre de la verge: ne savait-on pas la sympathie existant entre le cou et les organes génitaux, puisqu'au moment de la puberté ou à la suite de la castration la voix se modifiait!

Les maladies syphilitiques se développaient spontanément et on les attribuait à la corruption de l'air, à de la faiblesse de constitution ou à une mauvaise composition des humeurs.

Tout cet échafaudage de théories nous fait sourire; mais, en 1830, on y croyait, et lorsque Ricord entra, comme chef de service, à l'hôpital du Midi, il se trouvait en présence de deux doctrines : l'une, l'ancienne comme on le disait, dans laquelle toute la vénéréologie ne formait

qu'une seule et unique maladie virulente, la syphilis;
l'autre, toute récente, où il n'y avait plus de maladies
générales, plus de maladies virulentes et n'ayant qu'une
explication, l'inflammation locale qui, grâce aux sympathies organiques, pouvait avoir un retentissement sur tel
ou tel organe. Ricord lutta avec énergie contre la théorie
de Broussais et soutint la virulence de la syphilis[1]; il
démontra que le point de départ était un chancre auquel
il donnait le nom d'accident primitif, et divisait les accidents consécutifs en secondaires et tertiaires. Si cette
classification n'a plus l'importance qu'elle a eue à son
apparition, elle a rendu un signalé service en permettant
à Ricord, guidé plutôt par son grand sens clinique que par
de médiocres expériences, de démontrer bien nettement
que la blennorrhagie et la syphilis étaient deux maladies
distinctes, que jamais la blennorrhagie n'était suivie d'accidents syphilitiques et que la regrettable inoculation
d'Hunter s'expliquait par l'inoculation de la sécrétion d'un
chancre syphilitique de l'urèthre, ce qu'il désignait sous
le nom de chancre larvé. Séparant la blennorrhagie de la
syphilis, lui retirant par conséquent le principe de maladie
virulente, Ricord fut naturellement amené à considérer
que la blennorrhagie était une simple inflammation de
la muqueuse uréthrale pouvant se développer par causes
variées, mais sans principe virulent particulier; de là, sa
fameuse recette pour attraper la chaudepisse que vous
trouverez dans tous les ouvrages, et qui résume en quelques lignes toute l'étiologie de la blennorrhagie.

La théorie phlogogénique a été acceptée et soutenue par

---

1. Lire la belle leçon du professeur A. Fournier, *Union médicale*, 1890.

des hommes d'une grande autorité; vous en trouverez une étude complète dans le beau *Traité des maladies vénériennes* de mon ami le docteur Jullien, qui, après une discussion des plus approfondies, se range sans hésitation parmi ses partisans.

L'École de Lyon, au contraire, a toujours soutenu la théorie de la virulence; toute blennorrhagie provient d'une autre blennorrhagie à principe virulent, mal défini; pour M. Rollet, le globule du pus en était le véhicule.

Aussi vous comprenez avec quel intérêt furent accueillies les premières communications sur les micro-organismes du pus blennorrhagique, lesquelles semblaient résoudre le problème.

C'est en 1872 qu'Hallier signala, dans le pus blennorrhagique et dans l'intérieur des globules de pus, la présence de micro-organismes, mais c'est Neisser qui démontra la présence d'un microcoque spécial dans le pus blennorrhagique et plus particulièrement dans l'ophtalmie blennorrhagique.

Les travaux de Neisser ont été confirmés par de nombreux savants; on admet généralement que le gonocoque se différencie des autres micro-organismes du canal de l'urèthre par les caractères suivants :

1° Sa présence dans les globules de pus et quelquefois dans les cellules;

2° Sa décoloration par la méthode de Gram.

Malheureusement, lorsqu'on a voulu cultiver le gonocoque, les opinions les plus contradictoires ont été soutenues. Neisser cultive le gonocoque sur la gélatine et ne réussit pas avec le sérum sanguin ; Bumm, au contraire,

affirme que le sérum sanguin est le seul milieu approprié
à la culture, et que tout diplocoque qui peut se cultiver
sur la gélatine n'est pas un gonocoque. Les uns obtiennent
des cultures dans le bouillon, tandis que d'autres sou-
tiennent que le gonocoque ne s'y développe pas. Avec les
mêmes milieux nutritifs Bumm et Krause arrivent à des résultats différents au point de vue de la marche des cultures.

Quant aux résultats des inoculations, ils sont bien insignifiants ; notre collègue et ami Constantin Paul, avec une
cinquième culture, aurait développé une uréthrite; elle
n'aurait duré, il est vrai, que quelques heures. Bumm,
par ses cultures sur sérum, dit avoir réussi deux fois à
provoquer une blennorrhagie vraie, mais ces faits ne sont
pas encore confirmés. Bockardt, avec une quatrième culture sur gélatine, aurait produit sur un paralytique général une blennorrhagie compliquée, en quelques jours, de
cystite et d'abcès des reins. Cliniquement c'est impossible
à admettre.

Vous voyez combien cette histoire du gonocoque a été
dès le début compliquée et obscure ; elle l'est devenue
encore bien davantage lorsque MM. Vibert et Bordas, dans
un excellent travail où vous trouverez exposées en détail les
expériences dont je viens de vous donner un résumé, ont
montré que, dans les vulvites de petites filles incapables
d'avoir été contaminées, on trouvait des diplocoques semblables de tous points aux gonocoques.

La solution du problème semble donc être encore recu-
lée, à moins qu'elle ne se trouve dans la théorie de
M. Eyraud? Le savant chirurgien de Lyon, après avoir démontré que, dans le canal de l'urèthre normal, il existe un
diplocoque identique au gonocoque, a montré que ces mi-

crobes sécrétaient des ptomaïnes dont une, à laquelle il donne le nom de diastase, aurait une action suppurative spéciale sur le testicule. Ce ne serait donc plus au microbe mais à son produit qu'il faudrait accorder le pouvoir virulent[1].

II

Marche de la blennorrhagie aiguë. — Période prodromique ou abortive. — Période d'état, irrépressible. — Période de déclin, répressible. — Gonocoque, ses caractères, moyen de le rechercher. — Théorie de Metchnikoff.

D'après ce que nous venons de voir, il est encore impossible de pouvoir affirmer l'étiologie vraie de la blennorrhagie. Quoi qu'il en soit, un homme s'est mis dans les conditions de contracter la chaudepisse, il faut nous demander :

1° Quand et comment va-t-elle apparaître?

2° Comment va-t-elle évoluer? *a*, Abandonnée à sa marche naturelle. *b*, Soumise à un traitement.

3° Quelle portion du canal va-t-elle envahir?

Entre le coït et le premier symptôme, il faut toujours compter un peu plus de quarante-huit heures, dans certains cas huit jours, et d'après une observation personnelle, l'intervalle a été de dix-huit jours.

Est-ce une période d'incubation, comme l'admettent les virulistes? Je ne le crois pas, c'est une période de préparation, d'évolution de la maladie. Comme le disait Ricord,

---

1. Je ne m'occuperai pas des différents microbes que l'on a trouvés dans l'urèthre sain ou enflammé (16 Legrain, 10 Jullien), car leur rôle est encore plus problématique que celui du gonocoque.

pourquoi appeler incubation les quelques heures qui s'écoulent entre un refroidissement aux pieds et le début d'un coryza ?

Il faut dire que les différences que l'on peut constater pendant cette période sont tout à fait individuelles, et, comme nous le verrons plus loin, tiennent beaucoup aux tempéraments.

Pour la première blennorrhagie cette période d'évolution est souvent plus longue que pour les suivantes. La raison en est simple, c'est que les nouvelles chaudepisses ne sont souvent que des recrudescences d'une vieille blennorrhagie que l'on croyait guérie et qu'une circonstance très imprévue a suffi pour réveiller.

J'arrive à la symptomatologie. Je la résumerai brièvement, tout en insistant cependant sur les symptômes que nous retrouverons dans l'étude de l'uréthrite chronique.

Me conformant à l'usage, je diviserai la symptomatologie en trois périodes : prodrome, période d'état, période de déclin.

Le premier phénomène qui annonce une blennorrhagie, est une sensation de chaleur au niveau de la fosse naviculaire ; M. Diday, dont vous m'entendrez souvent vous citer le nom, car nous lui devons de nombreux et importants travaux sur ce point de vénéréologie, compare cette sensation à celle que donnerait une mouche qui se pose.

Quelques heures plus tard, les lèvres du méat sont collées, le gland est légèrement congestionné et on voit apparaître une goutte de liquide opalin. Ces premiers phénomènes s'accompagnent quelquefois d'un malaise général. Après une durée de quatre ou cinq jours la blennorrhagie se confirme et entre dans la période d'état.

Le symptôme dominant de toute cette période est la douleur qui se manifeste pendant la miction et surtout pendant les érections.

Au repos, durant la miction, elle s'étendra depuis le gland jusqu'au fond de la portion spongieuse et se manifestera sous des formes assez aiguës pouvant être comparées sans exagération à la sensation que produirait le contact d'un fer chaud ou de lames de sabre. Avec des mictions revenant toutes les heures, on comprend l'influence que peut avoir la blennorrhagie sur l'état général.

Ce symptôme si pénible tient au déplissement de la muqueuse tuméfiée, mais, surtout, au simple passage de l'urine, laquelle présente des caractères spéciaux; aussi le voit-on rapidement diminuer lorsque les malades, par l'usage de boissons appropriées, sécrètent une urine moins acide.

Principalement la nuit, les malades sont tourmentés par des érections très douloureuses que l'on attribue soit à la chaleur du lit, soit au contact des draps; mais la véritable cause est un phénomène réflexe tenant au gonflement de la muqueuse, et, surtout, à la plénitude de la vessie. L'influence de douloureuses érections se fait rapidement sentir et ne tarde pas à occasionner un réel étiolement. Le jet d'urine présente toutes les formes variées que donne un canal rétréci.

La verge, outre la rougeur du gland et la tuméfaction des lèvres du méat, subit, sous l'influence de la gêne de la circulation, des changements d'aspect qui varient suivant que le malade porte le gland couvert ou découvert.

Chez les premiers, le prépuce se gonfle, s'allonge, prend une teinte rouge violacée, et on ne peut le ramener en arrière pour voir sourdre le pus du canal de l'urèthre.

Chez les seconds se forme, au-dessous du gland, un gonflement cutané semblable au jabot du paraphimosis.

En palpant la verge, on constate que tout le canal de l'urèthre est dur et résistant; comme il ne peut plus s'allonger, il donne quelquefois à la verge une forme d'arc dont il serait la corde, d'où le nom de cordée par lequel vous entendez souvent désigner l'état aigu de la blennorrhagie. Cette idée de corde est tellement enracinée dans l'esprit du peuple qu'elle a donné naissance à cette déplorable manœuvre qui consiste à en amener la rupture, soit par un coup violent, soit par une forte extension; je n'ai pas besoin de vous dire que cette opération n'a d'autre résultat que de produire une déchirure du canal, laquelle sera le plus fréquemment suivie d'un rétrécissement traumatique.

Le point capital de la symptomatologie de la blennorrhagie est l'écoulement. C'est lui qui domine toute la thérapeutique ; de sa persistance dépend tout le pronostic.

Pendant les prodromes, l'écoulement est muqueux, opalin; il arrive rapidement à une couleur blanche, puis jaune et prend l'aspect du pus phlegmoneux. Depuis le blanc jusqu'au vert, toute la gamme des couleurs peut se rencontrer. A peine le malade a-t-il lavé son canal, en urinant par exemple, que le pus réapparaît et que vous trouvez au méat une grosse goutte, maculant le linge et la peau.

Desault avait observé que les taches du linge étaient beaucoup plus foncées au centre qu'à la circonférence, mais M. Diday a insisté sur un caractère dont il faut se souvenir pour éviter des erreurs cliniques, c'est que la couleur des taches ne répond pas à celle de l'écoulement ; un écoulement opalin donne des taches blanches, comparables à celles que produirait l'empois; un écoulement blanc donne des taches jaunes, et un écoulement jaune des taches verdâtres.

L'examen microscopique du pus blennorrhagique a pris une grande importance depuis les travaux de Neisser qui démontra, dans ce liquide, la présence du gonocoque.

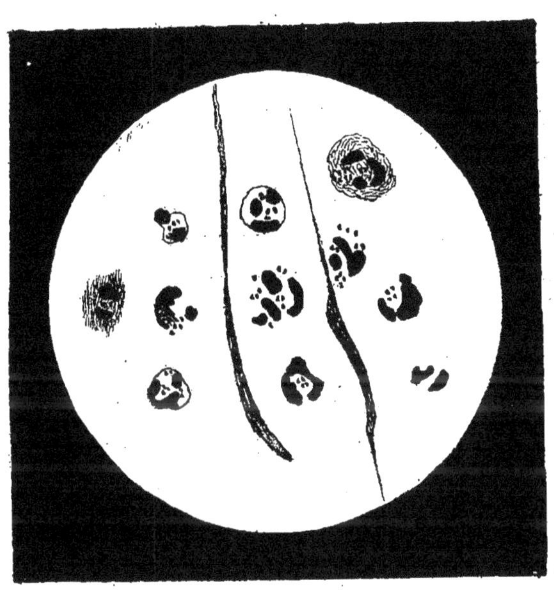

Fig. 1 — Pus blennorrhagique.

Le gonocoque apparaît sous la forme de *biscuit*, d'une dimension de un demi-millième à un millième de milli-mètre. Il est quelquefois en liberté dans la préparation, mais son habitat est le globule de pus où on le trouve, soit au nombre de 2 ou 3, soit en si grande quantité qu'on ne peut en faire la numération.

Dans la figure 1 on voit le globule de pus intact avec plusieurs gonocoques; plus bas se trouvent des globules

de pus dont la paroi a été déchirée, laissant libres les gonocoques.

A l'état frais les gonocoques jouissent d'une certaine
mobilité; ils sont accolés le plus souvent deux à deux et
ressemblent à deux petits macarons; ils forment aussi
des familles et se présentent alors en forme de chapelets
ou de petits tas.

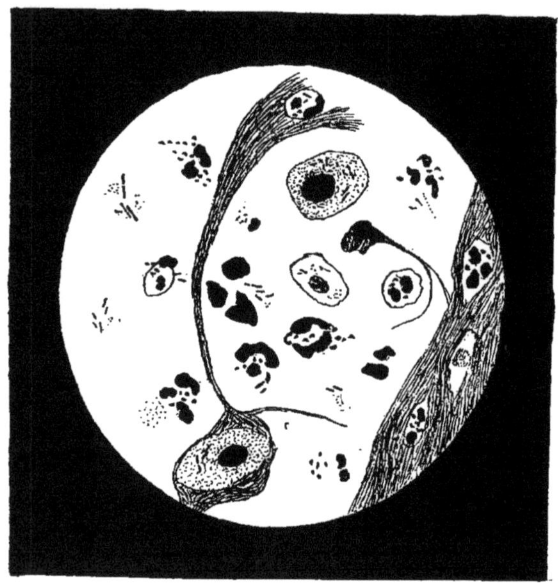

Fig. 2. — Vulvite chez une petite fille de 11 ans (vierge).

Neisser avait découvert le gonocoque en le colorant par
la fuchsine; G. Roux, en 1886, donna comme caractéristique du gonocoque que, coloré avec l'aniline, si on le
traite par la méthode de Gram, le gonocoque se décolore[1].

D'après les recherches de Bordas et Vibert, ce signe ne

1. Voici le modus faciendi : on étale une mince couche de pus sur une
lamelle, on le dessèche par évaporation (en s'aidant d'une poire en caout-

serait nullement caractéristique du gonocoque, puisqu'on le constate pour le microcoque, que ces habiles expérimentateurs ont trouvé dans les vulvites de petites.. filles vierges.

La figure 2 montre une belle préparation de ce liquide de vulvite et permet d'affirmer que, sous le champ du microscope, il serait difficile de distinguer un écoulement blennorrhagique d'un écoulement vaginal simple.

Dans la période de prodrome de la blennorrhagie, lorsque l'écoulement se présente sous un aspect opalin, on ne trouve pas encore de gonocoques; mais les premières gouttes de pus contiennent souvent des cellules épithéliales de la portion antérieure de l'urèthre, entourées de filaments de mucine et renfermant des gonocoques en quantité variable.

Au bout de peu de temps, au milieu des cellules épithéliales apparaissent des globules de pus contenant de 4 à 8 gonocoques, mais en petite quantité. Ce n'est que quelques jours plus tard que les globules de pus deviennent très nombreux et apparaissent bourrés de gonocoques; en revanche on ne trouve presque plus d'éléments épithéliaux. Enfin, à une période plus éloignée on trouve de grosses cellules embryonnaires contenant des amas de cocci et quelques leucocytes possédant encore dans leur intérieur des gonocoques.

Ainsi, au début de l'inflammation, ce sont les cellules

chouc), puis on colore la lamelle avec de la rubine en solution alcoolique. Lorsque la préparation est sèche, on lave à l'eau de façon à enlever l'excès de matière colorante et on la plonge dans le liquide Gram : iode 1, iodure de potassium 2, eau 300 grammes. On laisse la préparation quelques minutes au contact de la solution et on lave à l'alcool absolu. Les gonocoques sont entièrement décolorés.

épithéliales de la muqueuse qui contiennent les gonocoques.
puis arrivent bientôt les leucocytes qui les englobent jusqu'au moment où, sous l'influence de la prolifération épithéliale, surviennent les cellules embryonnaires qui englobent à leur tour les globules de pus et leur contenu.

Grâce aux beaux travaux de M. Metchnikoff, nous savons
que ce n'est pas un caractère propre au gonocoque d'être
englobé par les globules de pus, et que l'on ne doit là voir
qu'un simple phénomène de phagocytose.

Je ne puis vous exposer complètement l'ingénieuse et
savante théorie de ce microbiologiste distingué, mais je
veux vous rappeler que M. Metchnikoff a démontré que, si
les êtres unicellulaires possédaient la propriété particulière
d'absorber dans leur protoplasma des corps étrangers qu'ils
faisaient disparaître par une digestion artificielle, les ani-
maux supérieurs possédaient deux espèces de cellules auxquelles ce rôle de protection était dévolu : les unes migra-
trices (globules blancs), dites microphages, les autres fixes
(cellules du tissu conjonctif ou à grand noyau), dites macrophages.

Au contact d'une bactérie ou d'un corps inerte, l'éco-
nomie se défend par une émigration de leucocytes à travers
les parois des vaisseaux; si l'attaque est légère, les leucocytes englobent l'ennemi; si elle est plus forte, les leucocytes en plus grand nombre forment une zone de défense
sous l'aspect d'une enveloppe de tissu conjonctif; enfin,
si l'attaque est dangereuse, en cas d'introduction d'un
microbe pouvant se propager dans les tissus, il se produit
alors une migration considérable de leucocytes, qui conduit
à la suppuration.

Pour la blennorrhagie, si on voulait se guider sur cette

séduisante théorie, on devrait dire que, pénétrant dans l'urèthre, le gonocoque trouve dans les cellules épithéliales un milieu de culture, puis que, sous l'influence de la réaction, se produit la diapédèse des globules du pus, lesquels, jouant le rôle de cellules microphages, englobent les gonocoques mais sont incapables malheureusement de les digérer. La virulence du gonocoque passe-t-elle par une série de modifications et par conséquent les leucocytes, cellules microphages, peuvent-elles acquérir la propriété de les digérer, c'est possible ; mais la présence des cellules embryonnaires à gros noyaux, qui, comme nous l'avons vu, apparaissent à une certaine période de la blennorrhagie, prouve que ces grandes cellules jouent le rôle de macrophages puisqu'on les trouve contenant soit des cocci, soit des globules de pus emprisonnant eux-mêmes des gonocoques.

Nous ne pouvons savoir ce que de nouvelles recherches nous apprendront ; mais, comme je vous l'ai dit, la clinique oppose encore de bien sérieuses objections à la théorie microbienne ; les bactériologistes, je ne crois pas en cela manquer de respect à leurs travaux, n'ont pas fait avancer d'un pas la pathogénie de la blennorrhagie, et, de plus, n'ont pas encore autorisé les médecins légistes à être absolus dans leurs expertises.

L'état aigu de la blennorrhagie dure environ de quinze à vingt jours, puis les phénomènes s'amendent et la maladie entre dans la période de déclin.

Le premier symptôme de déclin est la douleur qui s'atténue ; la dysurie cesse, les érections sont moins fréquentes ; la déformation de la verge, la rougeur du gland disparaissent et l'écoulement repasse par toutes les couleurs et toutes les consistances qu'il a déjà présentées, pour redevenir blanc opalin.

Quelle est la durée de cette période de déclin? Il serait bien difficile de la déterminer. Bumstead affirme que, sans traitement, elle n'est pas loin de trois mois ; cette affirmation est peut-être exagérée, mais ce qui ne l'est pas, c'est d'avancer que la blennorrhagie non traitée se termine par la goutte militaire dans la majorité des cas.

En revanche un traitement méthodiquement institué modifie totalement ce fâcheux pronostic. Je n'ai pas l'intention de vous détailler la thérapeutique de la blennorrhagie, cela sortirait de notre cadre, mais je veux vous en indiquer les grandes lignes, car, ainsi que je vous l'ai dit en commençant, la goutte militaire a le plus souvent pour cause un traitement mal dirigé. Il est donc indispensable de vous indiquer rapidement ce qu'à mon sens on doit entendre par un *bon* traitement.

III

Peut-on enrayer la blennorrhagie? Méthode abortive. A quelle époque doit-on administrer les balsamiques? Du traitement de la blennorrhagie aiguë. — Hygiène. — Balsamiques. — Injections.

La première question qui se pose au début de ce chapitre est celle qui se présente pour toutes les maladies. La blennorrhagie a-t-elle une marche absolue, peut-on l'enrayer, l'arrêter dans sa marche, ou faut-il attendre qu'elle ait parcouru tout son cycle pour combattre les derniers phénomènes?

Il est certain qu'on peut faire avorter la blennorrhagie, mais dans une période excessivement courte à laquelle on a donné le nom de « période abortive ». C'est pendant les 56 premières heures du début, 48 au plus.

Cette année, M. le Dr Diday, de Lyon, est revenu encore sur ce traitement dans une remarquable leçon faite à l'hôpital Saint-Louis.

Il a insisté sur le seul topique actif, le nitrate d'argent, qu'il emploie à 5 pour 100; il en envoie dans le canal rapidement, en quelques secondes, la valeur d'une demi-seringue en verre. Pour lui la position du malade est importante; il conseille de le placer debout devant l'opérateur, et de fermer le canal avec le pouce, mais non en pinçant les lèvres du méat; de cette façon on est sûr que le nitrate d'argent agit sur la région qui est toujours la première malade. Il a appelé l'attention sur la nécessité, malgré l'excessive douleur, de conserver l'injection au moins cinq minutes. Dans les deux heures qui suivent survient une abondante sécrétion purulente qui ne persiste pas, et en 56 ou 48 heures le canal est devenu sec; la guérison est obtenue. C'est cela ce qu'on nomme la méthode substitutive.

Malheureusement cet excellent résultat est loin d'être constant. Au lieu de voir en 48 heures la guérison radicale obtenue, l'écoulement purulent persiste et la période d'état est en pleine activité. L'abortion a échoué et il ne faut pas réessayer une nouvelle injection, car, loin de rien obtenir au point de vue curatif, on augmentera l'intensité de la blennorrhagie.

Doit-on toujours tenter l'avortement de la blennorrhagie ? Oui, si l'on est sûr que l'on est bien en présence d'une uréthrite qui n'a pas plus de 56 à 48 heures de début et, surtout si l'on est bien sûr de son malade.

On est souvent trompé sur l'époque du début; car, comme

le disait Ricord, il y a un âge où un homme peut toujours avoir attrapé une chaudepisse dans les trois jours précédents ; mais, en outre, c'est que par ignorance, par indifférence ou par absence de douleurs vives, le malade laisse passer le moment opportun. De plus, il faut être sûr de son malade ; il faut qu'il soit bien décidé à accepter un traitement douloureux qui peut échouer. Avant de commencer, il faut que vous le préveniez des éventualités qui peuvent survenir ; il faut qu'il sache que vous ne pouvez rien garantir ; aussi, si vous voyez la moindre hésitation, n'insistez pas ; en cas d'échec, vous n'aurez que des déboires.

Vous vous rappelez les trois périodes de la blennorrhagie : la période des prodromes, la période d'état et enfin le déclin. A la période des prodromes, tentez l'abortion ; je viens de vous dire ce que je pense du traitement que l'on peut lui opposer ; à la période d'état, je crois, comme beaucoup de vénéréologistes, qu'il est impossible de l'enrayer, et j'accepte le nom qui lui a été donné de période irrépressible ; pour le déclin, au contraire, c'est là où l'on peut agir ; aussi l'a-t-on désignée, avec raison, sous celui de période répressible.

Dans cette période irrépressible, il ne faut pas nuire à la blennorrhagie, il faut la laisser mûrir jusqu'à ce qu'elle soit à point, ce que vous reconnaîtrez aux symptômes suivants :

Les douleurs auront beaucoup diminué, le gland ne sera plus rouge, et, examen indispensable à faire, les lèvres du méat ne devront plus être ni gonflées ni rouges. Tant que le méat est encore tuméfié et rouge, il est utile de savoir attendre

De plus, l'écoulement, qui a reparu en blanc, doit présenter une consistance filante. C'est M. Diday qui a encore insisté sur ce signe, et je le considère comme d'une importance capitale. Pendant la période aiguë, prenez une goutte de pus entre le pouce et l'index, écartez-les, vous verrez que vos doigts ne semblent pas collés ; il n'en est plus de même lorsque tous les symptômes aigus diminuent, le liquide s'étire entre les deux doigts, et forme un fil de un centimètre de longueur. C'est à ce moment que l'on peut affirmer que la blennorrhagie est mûre et à point pour être guérie.

Le point délicat du traitement de la blennorrhagie est de faire arriver son malade à ce moment. Cela est d'une grande difficulté, car l'impatience des malades et aussi, il faut bien le dire, leur tromperie vous tendent des pièges à chaque instant. Dans leur impatience, ils vous laisseront presque entendre que vous êtes guidé par votre intérêt à les faire traîner ; quant à leur tromperie, ils viendront vous trouver après avoir fait une injection ou immédiatement après avoir uriné pour se présenter à vous avec un canal sec.

Votre rôle est de ne pas vous laisser prendre et, bien persuadé que vous êtes dans le vrai, de n'intervenir qu'à la période répressible.

Pour y parvenir, que faut-il faire ?

D'abord l'hygiène, l'absence de fatigue, pas de nourriture échauffante, pas de liqueurs, pas de café et surtout pas de bière : les boissons diurétiques, alcalines, particulièrement le bicarbonate de soude à la dose de deux grammes pour un litre d'eau de graine de lin, que vous me voyez prescrire tous les jours aux malades de la consultation ; des purgatifs légers ; de grands bains alcalins et des bains locaux. Dans les blennorrhagies très aiguës, je me suis quelquefois bien trouvé de l'application de sangsues sur le périnée ;

dans les chaudepisses cordées, des frictions le long du canal
avec l'onguent napolitain. Contre les érections, si cruelle-
ment douloureuses, on peut conseiller le bromure, le cam-
phre et le musc ; malheureusement leur action est bien
secondaire.

Cette thérapeutique est la méthode antiphlogistique ;
elle a pour but de calmer l'œdème inflammatoire des tissus,
d'augmenter la sécrétion urinaire et de la modifier par la
dissolution des urates.

Vous trouverez facilement, dans la matière médicale,
nombre de formules qui vous permettront de varier vos
ordonnances tout en restant dans la ligne que vous vous
êtes tracée. Ne croyez pas qu'il puisse y avoir quelque chose
de blâmable dans cette conduite, vous ne remplissez que
votre rôle, car vous soulagez votre malade, ce qui est votre
premier devoir en ne paraissant pas inactif. Il faudrait
qu'un malade eût une forte dose de confiance pour accepter,
pendant les trois ou quatre semaines que dure l'état aigu,
le renouvellement de la même ordonnance ; aussi, grâce à
cette précaution, vous conduisez votre blennorrhagie jusqu'à la période répressible, où vous agissez alors avec véritable chance de succès.

Lorsque vous aurez constaté les signes qui vous feront
dire que la blennorrhagie est *à point*, vous supprimerez
les bains, les boissons émollientes et vous commencerez
l'usage des balsamiques, c'est-à-dire le copahu et le
cubèbe, qui sont les grands médicaments de la blennorrhagie.

Vous savez que le copahu est tiré du copaïfera dont on
incise les tiges ; on extrait ainsi un liquide transparent,
jaunâtre, huileux, composé d'une huile essentielle, blanche

et d'une résine jaune dans laquelle on a trouvé l'acide copahurique. D'après les travaux de Gubler, c'est la résine qui est le principe actif.

Absorbé par l'estomac, le copahu s'élimine un peu par la peau et les voies respiratoires, mais surtout par les reins. Son action sur le canal de l'urèthre est celle d'un topique, comme l'a bien prouvé une observation bien connue d'un malade de Ricord qui, atteint d'une fistule pénienne, vit guérir sous l'action du copahu la blennorrhagie de son canal situé derrière la fistule, tandis que, dans le canal antérieur où ne passait pas l'urine, l'inflammation persista.

La dose de copahu doit être environ de huit grammes par jour ; à l'hôpital on l'emploie sous forme d'opiat préparé avec de la magnésie, en ville en capsules de 50 centigrammes.

Je vous citerai pour mémoire cette vieille préparation de Chopart ainsi composée :

<pre>
Sirop de copahu   )
Alcool rectifié... } . . . .   60 grammes.
Sirop de tolu.   )
Eau de menthe . . . .   120 grammes.
Alcool nitrique . . . .   6 grammes.
</pre>

dont on donne de trois à six cuillerées par jour ; c'est un médicament excessivement désagréable à prendre ; mais, il faut le reconnaître, dans quelques cas rebelles il peut rendre service.

Le passage du copahu dans l'urine demande environ deux heures, ainsi que l'odeur spéciale de l'urine le fait facilement reconnaître. Aussi est-il nécessaire de faire absorber le copahu en plusieurs doses par jour pour qu'il soit toujours en suspension dans l'urine. Depuis longtemps je fais prendre seize capsules par jour, quatre par quatre, le matin, aux deux repas et le soir au moment de se coucher.

En espaçant ainsi l'administration des doses de copahu, on évite souvent les troubles d'estomac que cette substance occasionne. Quelquefois on voit survenir des urines sanguinolentes ; il faut supprimer alors le copahu pendant quelques jours et le réordonner à plus faible dose ; un autre accident à craindre est la roséole copahique. Elle survient surtout chez les herpétiques ; elle se présente sous l'aspect de papules généralisées, mais ces papules ont cependant un siège de prédilection, autour des articulations, en forme de bracelet. La roséole copahique apparaît rapidement avec un accès de fièvre au début, elle dure environ quarante-huit heures, rarement plus ; un point curieux, c'est que la continuation de l'usage du copahu n'empêche pas la disparition de la roséole dans ses délais ordinaires.

Le cubèbe, poivre de la famille des Pipéracées, a son principe dans une huile essentielle. Il est diurétique, agit comme topique et s'administre à la dose de 8 grammes.

Une préparation excellente, et que je vous conseille, consiste dans l'association du cubèbe et du copahu (30 centigr. de copahu et 0,20 centigr. de cubèbe pour une capsule). A la dose de *seize* capsules par jour, on obtient de très bons résultats et l'estomac est moins fatigué.

Bien d'autres médicaments ont été prônés, le baume de gurgum, le matico, l'eucalyptus, dont l'effet m'a paru plus que médiocre; le santal, qui a été préconisé par mon excellent ami le professeur Panas, est, après le cubèbe et le copahu, le meilleur. Il est facile à digérer ; son élimination rapide par les urines se constate par l'odeur qui s'en dégage et il s'administre à la dose de 2 à 6 grammes par jour. J'en fais beaucoup usage dans mon service, mais principalement contre une des complications de la blennorrhagie : de la cystite. Son action, dans ces cas, est tout à fait caractéristique ; je l'emploie à dose plus élevée, 8 grammes et, en quarante-huit heures, l'hématurie cesse en même temps que les autres symptômes diminuent. Nous y reviendrons en parlant des complications de l'uréthrite chronique.

Je vous le répète, à moins d'une susceptibilité personnelle, j'associe toujours le cubèbe et le copahu, ce qui me permet de donner facilement jusqu'à vingt capsules par jour, c'est-à-dire 5 grammes de copahu et 4 grammes de cubèbe.

Il est d'une grande importance de revoir le malade au bout de huit jours (Diday) ; à cette date, l'écoulement doit être presque tari et il suffit de continuer pendant une autre semaine la même dose ; on diminue ensuite graduellement le nombre des capsules ; on obtient ainsi une guérison complète. Parfois, pour activer cette guérison, quelques instillations au nitrate d'argent sont utiles. Mais si, au bout de la première semaine de traitement par les balsamiques, vous constatez que la quantité de l'écoulement n'est nullement modifiée, il ne faut pas insister, et remettre de nouveau le malade aux antiphlogistiques.

On peut diminuer la longueur et les souffrances de cette période aiguë par l'emploi de certains topiques sous forme d'injections, telles que l'eau de chaux, l'iodoforme en suspension dans de la glycérine avec une dose légère de cocaïne, quelquefois une solution de sulfate de zinc au centième.

Vous voyez que je ne vous conseille l'usage des injections que comme thérapeutique adjuvante, soit pour faciliter la terminaison de l'écoulement, soit pour diminuer la longueur de la période aiguë et pour amener le malade au moment où les balsamiques pourront agir.

De tout temps cependant les injections ont été considérées comme un traitement héroïque de la blennorrhagie, Le but qu'on se propose est très rationnel : on veut atteindre directement la région malade et obtenir la guérison par la méthode dite substitutive.

On a accusé les injections d'occasionner des orchites, de porter l'inflammation dans la partie profonde de l'urèthre, d'être la cause des rétrécissements. Ces craintes sont exagérées, principalement pour les rétrécissements, car on a trouvé dans l'Inde des indigènes atteints de rétrécissements qu'on ne pouvait attribuer aux injections, puisque cette pratique y était complètement inconnue. Il est bien certain que, si l'on faisait une injection avec un liquide caustique, on produirait une eschare qui serait suivie, comme dans toute région, d'une bride cicatricielle, mais aux doses rationnelles il n'y a aucun danger.

Avec les théories microbiennes, les injections ont repris une grande vogue. Tuez l'agent infectieux et le mal disparaîtra. Aussi a-t-on mis en usage tous les antiseptiques ; je ne vous les citerai pas, la liste en serait trop longue, mais je puis vous assurer *de visu* que les résultats ne sont pas aussi heureux que cela a été écrit.

Pendant les dix années que j'ai passées comme chirurgien à l'hôpital du Midi, j'ai ouvert mon service à tous ceux qui sont venus me proposer un nouveau traitement de la blennorrhagie et, après des résultats incomplets ou mauvais, les innovateurs sont partis, les honnêtes en silence, les... pressés en publiant des à-peu-près. Je puis m'être trompé, mais je désire cependant vous citer la conclusion d'une thèse écrite très consciencieusement par un distingué interne des hôpitaux. « Les substances antiseptiques, dit M. le Dr Crivelli, employées dès le début de la blennorrhagie aiguë, arrivent en quelques jours à faire disparaître les douleurs, à calmer l'inflammation et à diminuer l'écoulement qui, de jaune verdâtre et purulent qu'il était, devient très rapidement clair, séreux et peu abondant. Ces substances, continuées pendant un certain temps, guérissent quelquefois radicalement la blennorrhagie aiguë, mais, *dans la grande majorité des cas*, elles ne suffisent pas pour faire disparaître le suintement terminal qui est *persistant* et qui devient souvent la cause occasionnelle d'une rechute après le moindre excès. »

Voici le gros danger de la méthode des injections, c'est que, dans la grande majorité des cas, on laisse son malade avec un écoulement persistant, c'est-à-dire la goutte militaire.

Avec tous les traitements, on obtient toujours une amélioration immédiate ; l'écoulement a beaucoup diminué et même changé de couleur, cela en un espace de huit ou dix jours : on croit tenir le succès, mais c'est un leurre : les lèvres du méat sont encore rouges, un peu tuméfiées, et si vous suivez le malade, vous voyez, lorsqu'on abandonne le traitement, l'écoulement revenir avec tous ses accidents, ou, si l'on persiste, s'établir cette ennuyeuse maladie, la goutte militaire.

Aussi, Messieurs, en terminant cette leçon, je tiens encore à vous mettre en garde contre ces traitements dont la théorie est peut-être rationnelle, mais dont la pratique est mauvaise et nuisible aux malades,

DEUXIÈME LEÇON

I

MESSIEURS,

Je vous ai exposé la marche de la blennorrhagie aiguë et
j'ai cherché à vous montrer comment, cliniquement, la
blennorrhagie, non soignée ou mal soignée, passe presque
fatalement à l'état chronique ; je désire, dans cette leçon,
vous parler de l'anatomie pathologique de la blennorrhagie
aiguë, vous décrire les lésions qui intéressent la muqueuse
et surtout vous faire connaître le processus de ces lésions,
suivant que la blennorrhagie guérit ou passe à l'état chronique.

Mais il est indispensable, avant d'entrer dans cette étude
qui est loin d'être facile, de bien nous entendre sur quelques points d'anatomie de l'urèthre normal ; car, sans cette
précaution, nous serions obligés d'y revenir à tout instant,
soit pour l'anatomie pathologique, soit pour le diagnostic
de l'uréthrite chronique.

Le canal de l'urèthre s'étend depuis le col de la vessie

jusqu'au méat ; mais ce n'est pas un canal formé d'un seul effort de la nature, il se développe en deux tronçons distincts. La portion profonde a pour origine la partie inférieure du sinus uro-génital, la portion externe a pour origine le bourgeon génital. Cette double origine, si différente, domine toute la pathologie de l'urèthre et impose la division en urèthre antérieur et en urèthre postérieur, division sur laquelle nous aurons souvent à revenir.

Lorsqu'on examine une coupe transversale du bassin, comme sur la planche I, l'urèthre apparaît sous l'aspect d'un canal cylindrique, mais il ne prend cette forme que pendant le passage de l'urine ; il n'en est pas de même à l'état de vacuité, car les parois se rapprochent et, à l'uréthroscope, on reconnaît que la lumière du canal n'existe plus réellement et se présente sous l'aspect d'une fente horizontale (pl. II, fig. 1). On peut donc lui donner une face supérieure et une face inférieure.

Lorsque la verge repose sur le scrotum, l'urèthre a la forme d'un S, suivant la comparaison de Galien ; mais, lorsqu'on relève la verge, comme pour le cathétérisme, il a la forme d'une courbe à concavité antérieure, embrassant la symphyse du pubis.

Si l'urèthre se forme en deux tronçons distincts, il faut cependant lui décrire trois régions, parce que la portion profonde, provenant du sinus uro-génital, comprend deux régions très distinctes, la région prostatique et la région membraneuse. Ces trois régions sont : la portion spongieuse, planche I, de A à B, la portion membraneuse de G à O et la portion prostatique de O à R.

La portion spongieuse s'étend depuis le méat jusqu'au-dessous de la symphyse pubienne ; elle est formée par un

tissu aréolaire qui lui donne son nom, présentant deux renfle-
ments à chacune de ses extrémités. En avant le renflement,
qui a la forme d'une cloche ou d'un cône, porte le nom de
gland ; il s'insère aux corps caverneux qu'il déborde pour
figurer ce que l'on nomme la couronne du gland, autour
de laquelle se trouvent les glandes sébacées, dites de Tyson.
A l'extrémité pointue du gland se trouve une fente verticale nommée méat, qui est l'entrée du canal de l'urèthre.
Chez certains individus, ainsi que vous avez pu le voir souvent dans le service, on constate bien un méat, mais on
tombe dans un cul-de-sac et l'urèthre ne s'ouvre qu'à la
base ou à la partie inférieure du gland. Cette malformation
tient à ce que l'urèthre balanique se forme d'avant en
arrière, la lame épithéliale du gland perfore le gland,
creuse un canal qui vient rejoindre l'extrémité du canal
dû au développement des parties latérales du bourgeon
génital externe.

En arrière de la portion spongieuse, au niveau des deux
branches de l'arcade pubienne, se trouve le second renflement qui, contrairement au gland, siège à la partie
inférieure du canal. Il a la forme d'une poire coupée par
la moitié ; contrairement encore au gland, il n'est pas traversé par l'urèthre, il lui est appendu et le protège lorsque
l'urèthre pénètre plus profondément pour aller rejoindre
le tronçon postérieur.

La direction de la portion spongieuse de l'urèthre serait
très variable, si nous voulions la déterminer en nous basant
sur la physiologie ; mais, en nous plaçant au point de
vue chirurgical, soit du cathétérisme, soit des injections
uréthrales, nous dirons que la portion spongieuse se dirige
d'avant en arrière et de haut en bas.

Parvenu au-dessous de l'arcade pubienne, l'urèthre traverse une aponévrose très importante que vous voyez en pointillés sur la planche I; cette aponévrose, nommée aponévrose moyenne ou de Carcassonne, ou diaphragme uro-génital, formée par deux lames entre lesquelles se trouve le muscle de Guthrie, est l'une des causes des difficultés du cathétérisme.

L'urèthre traverse cette aponévrose à 2 centimètres de l'arcade pubienne, puis il remonte pour aller trouver la vessie; l'angle est d'environ 120 degrés chez l'adulte, mais il peut arriver presque à l'angle droit chez l'enfant et chez le vieillard, chez le premier à cause de la situation élevée de la vessie, chez le second à cause de la prostate hypertrophiée.

Après avoir traversé l'aponévrose moyenne, l'urèthre est entouré par le muscle de Wilson, muscle strié qui est un véritable sphincter pour l'urèthre, puis il pénètre dans la prostate, qu'il traverse du bec à la base pour arriver à la vessie, où il est entouré par le col. Vous savez à combien de discussions a donné lieu la description du col de la vessie; si au point de vue anatomique on peut nier son existence, il n'en est plus de même au point de vue chirurgical, car le col a une pathologie tellement spéciale qu'il est impossible de ne pas l'admettre.

Le col de la vessie est situé à 3 centimètres en arrière de la symphyse et répond à son tiers inférieur (Tillaux); il est constitué par un anneau de fibres musculaires lisses, d'une largeur de 10 à 12 millimètres et d'une épaisseur de 6 à 7 millimètres, lequel comble l'angle de soudure de la vessie et de l'urèthre. C'est donc un véritable sphincter qui, aidé par le muscle de Wilson, sphincter uréthral, contre-balance l'action des fibres musculaires de la vessie dans l'expulsion de l'urine.

La longueur de l'urèthre est de 16 centimètres ainsi partagés : la portion spongieuse, 12 ; la portion membraneuse, 1 1/2, et la prostate, 3 centimètres.

Le calibre du canal de l'urèthre est, suivant M. Sappey, de 5 millimètres, mais ces dimensions, pour le chirurgien, sont un peu petites, et il faut aller jusqu'à 6 millimètres ; aussi, lorsqu'une bougie n° 17, filière Charrière, passe facilement, on peut dire que le canal n'est pas rétréci.

Otis de New-York exige $8^{mm},9$ et même $12^{mm},7$, mais c'est de l'exagération.

S'il est important d'être fixé sur le calibre de l'urèthre normal, il est très intéressant d'en connaître la dilatabilité, car cette question revient à chaque instant soit pour savoir jusqu'à quel point il faut pousser la dilatation d'un rétrécissement, soit pour déterminer le volume que l'on peut donner aux instruments de lithotritie. Pour les régions spongieuse et membraneuse la dilatation maxima est de 9 millimètres ; au-dessus il y a toujours crainte de déchirure ; pour la région prostatique, les recherches que Dolbeau avait faites pour la lithotritie périnéale l'avaient conduit à admettre que l'on pouvait aller jusqu'à 20 millimètres, mais ce chiffre est peut-être un peu élevé et 16 millimètres semblent être la dimension à laquelle doit s'arrêter la dilatabilité de cette région.

Si vous examinez la Planche I, qui nous donne une coupe schématique des organes génitaux, vous voyez que l'urèthre présente trois points plus dilatés : le premier à l'entrée du canal, c'est la fosse naviculaire BC, le second en avant de l'aponévrose moyenne, c'est le golfe du bulbe GJ, et, enfin, un troisième dans la prostate O.

Le méat se présente le plus souvent sous l'aspect d'une fente verticale d'une dimension de 8 millimètres ; chez certains individus il dépasse ce chiffre et peut arriver à 17 millimètres ; chez d'autres, en revanche, il est filiforme ; à la suite de chancres du méat ou de blennorrhagie il est souvent le siège de rétrécissements qui exigent un débridement. Le méat n'est pas dilatable, et lorsqu'on rencontre un méat trop étroit pour permettre l'introduction d'instruments un peu volumineux, il est préférable de le débrider.

Le méat a une longueur de 2 millimètres et vient s'ouvrir dans la fosse naviculaire, mais on rencontre très souvent à ce niveau un petit rétrécissement dont on se rend facilement compte par le passage d'une bougie à boule. On a la sensation d'un rétrécissement que l'on franchit, mais ce n'est pas un rétrécissement pathologique, c'est une disposition naturelle qui, pour certains auteurs, aurait une influence dans la pathogénie de l'uréthrite chronique.

La fosse naviculaire s'étend sur une longueur de 4 centimètres ; elle est formée aux dépens de la paroi inférieure du canal et elle joue un rôle important dans la marche de la blennorrhagie aiguë. Car, ainsi que nous l'avons vu, c'est toujours le premier point envahi, mais je ne crois pas qu'à l'exclusion des autres régions de l'urèthre, la blennorrhagie chronique puisse s'y cantonner.

Le second renflement, golfe du bulbe, a une bien autre importance dans l'histoire de l'uréthrite chronique, aussi est-il très important d'en bien connaître la structure et la disposition. Le golfe du bulbe a une longueur de 2 centimètres ; il forme la partie la plus profonde de la région spongieuse de l'urèthre et le nom de cul-de-sac du bulbe qui lui est donné dans le langage usuel est une mauvaise expression, car le bulbe n'y contribue en aucune façon. Le bulbe est un organe plein situé au-dessous de l'urèthre qui ne s'y engage nullement, comme le fait remarquer Tillaux; et le golfe du bulbe n'est qu'une dépression de la paroi supérieure du bulbe. Lorsque l'urèthre va pénétrer dans la portion membraneuse, il se rétrécit pour traverser l'aponévrose moyenne; à ce point, l'on donne le nom de collet du bulbe et celui de cul-de-sac du bulbe doit être réservé au point situé en avant du collet. Chez l'enfant le cul-de-sac n'existe pas, mais, chez l'adulte et surtout chez le vieillard, il prend des dimensions souvent considérables qui rendent difficile le passage des sondes dans le collet du bulbe, d'où les très sérieuses difficultés du cathétérisme. M. le professeur Guyon le désigne d'une façon bien caractéristique : le cul-de-sac postérieur de l'homme (Pl. I, J).

Le troisième renflement ou prostatique est fusiforme, il a la longueur de la prostate, de 2 à 3 centimètres, et à sa partie médiane il peut avoir une largeur de 10 millimètres. Lorsqu'on coupe l'urèthre par sa paroi supérieure, on aperçoit, sur l'inférieure, une saillie oblongue, le *verumontanum* P, plus trois orifices, un médian, celui de l'utricule prostatique, deux latéraux, ceux des conduits éjaculateurs. La saillie du *verumontanum* donne à la lumière du canal une forme transversale avec un dos d'âne. Le *verumontanum* ne s'étend pas dans toute la longueur de la prostate; il se réunit à l'orifice de la vessie par des plis nommés freins du *verumontanum*; lorsque ces freins sont un peu marqués, il se produit une dépression qu'on nomme fosse prostatique. Comme nous venons de le voir, l'urèthre présente une espèce de squelette formé de trois portions distinctes, mais il a une partie commune à ces trois portions, c'est la muqueuse avec ses couches érectile et musculaire.

La muqueuse s'étend depuis le méat jusqu'au col de la vessie; elle est d'une couleur jaune rose fort brillante, qui varie suivant le teint des individus. Elle est constituée par un chorion formé, principalement, de fibres élastiques et par un épithélium cylindrique à plusieurs couches dans toute son étendue, excepté au méat où l'épithélium est pavimenteux stratifié, comme sur la muqueuse du gland.

Les fibres élastiques du chorion sont groupés en faisceaux qui forment des reliefs semblables à des plis; ces derniers permettent au canal de s'allonger pendant l'érection et de se fermer après la miction.

Dans toute la longueur de la muqueuse se trouvent des ouvertures qui conduisent dans de petites cavités nommées lacunes de Morgagni, divisées en deux catégories; les unes plus grandes, les foramina E (pl. I), sont au nombre d'une douzaine et se rencontrent dans la région spongieuse; les autres plus petites, foraminula F, se trouvent jusque dans la portion membraneuse. Longtemps elles furent prises pour des glandes, mais elles ne sont que de simples culs-de-sac de la muqueuse dont le rôle physiologique est inconnu; comme nous le verrons plus loin, il n'en est plus de même au point de vue pathologique. Parmi ces lacunes il y en a une qui a été décrite avec un tel soin par le docteur Alph. Guérin que le nom de l'habile chirurgien de l'Hôtel-Dieu lui a été donné; la valvule de Guérin est à 2 ou 3 centimètres du méat, quelquefois à 1 centimètre ou même à 5, D. Elle peut manquer mais très exceptionnellement; son conduit, qui a environ 5 millimètres de longueur, est susceptible d'arrêter l'extrémité d'une bougie pendant le cathétérisme.

Sur toute la muqueuse se trouvent de petites glandes sécrétant du mucus; deux particulièrement doivent être connues du chirurgien, ce sont les glandes découvertes par Méry, que l'on décrit aussi sous le nom de glandes de Cowper. Au nombre de deux, elles sont situées entre le bulbe et l'aponévrose moyenne L; elles ont le volume d'une grosse lentille et la structure des glandes en grappe. Leur canal excréteur a 3 ou 4 centimètres de longueur; il pénètre dans le bulbe puis il se place sous la muqueuse uréthrale et vient déboucher à l'entrée du golfe du bulbe H. Leur sécrétion transparente, de nature albuminoïde, vient s'ajouter au sperme pendant l'éjaculation. Leur inflammation est une des complications de la blennorrhagie aiguë ou chronique.

Au-dessous de la muqueuse se trouvent une couche érectile et une couche musculaire; ces trois couches sont tellement adhérentes qu'elles ne glissent jamais l'une sur l'autre; elles forment pour ainsi dire une seule paroi. La couche érectile s'étend jusqu'à la vessie; la couche musculaire est double, longitudinale à la partie interne, circulaire plus extérieurement, elle est formée de fibres lisses qui ne sont que le prolongement des fibres musculaires de la vessie.

Pour en finir avec les quelques notions indispensables d'anatomie chirurgicale, je vous rappellerai que les artères viennent de l'hypogastrique par l'intermédiaire des vésicales inférieure et antérieure, des hémorrhoïdales inférieures, transverses du périnée, bulbo-uréthrales et dorsales de la verge; les veines se rendent toutes à l'hypogastrique, mais après avoir formé un système caverneux des plus importants pour l'érection.

Les lymphatiques s'étendent du méat au *verumontanum*, d'où ils remontent jusqu'aux lymphatiques des vésicules séminales; en avant ils se continuent avec ceux du gland.

Quand aux nerfs, ils viennent du plexus hypogastrique, du grand sympathique et de la moelle par le nerf honteux interne.

Une fois d'accord sur ces différents points d'anatomie normale, nous pouvons aborder l'étude des lésions, c'est-à-dire de l'anatomie pathologique de l'uréthrite chronique; pour la faire avec quelque succès il est indispensable de commencer par l'anatomie pathologique de l'uréthrite aiguë. Je vous ai dit, vous vous le rappelez, que l'uréthrite chronique avait toujours été précédée d'une uréthrite aiguë; il faut donc connaître les lésions de l'état aigu pour savoir par quels processus elles passent à l'état chronique.

Malheureusement pour la science, fort heureusement pour les malades, la blennorrhagie n'est point une maladie mortelle; aussi serions-nous fort peu renseignés si nous n'avions pour nous guider que les rares autopsies connues; depuis quelques années, grâce aux perfectionnements apportés dans la construction des instruments, nous sommes en possession de nouveaux moyens d'investigation qui pourront nous aider à compléter nos recherches. Je veux parler de l'uréthroscope, et c'est en me basant sur des examens faits avec cet instrument que je chercherai à vous exposer cette intéressante étude.

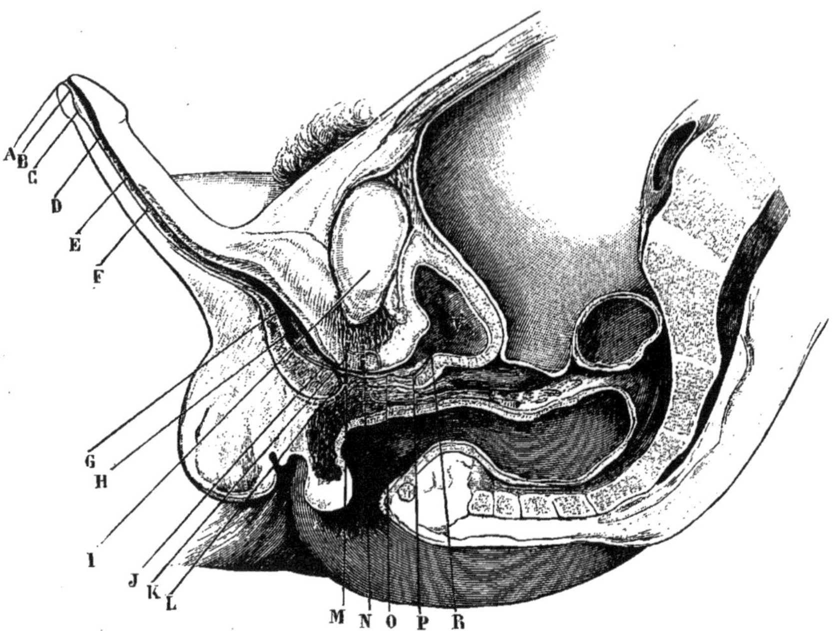

Coupe antéro-postérieure des organes génito-urinaires.

A   Méat.
B-C Fosse naviculaire.
D   Valvule de A. Guérin.
E   Foramina. Grandes lacunes de Morgagni.
F   Foraminula. Petites lacunes de Morgagni.
G   Commencement du renflement du bulbe.
H   Orifice du canal de la glande de Cowper.
I   Pubis.
J   Collet du sac. Cul-de-sac postérieur de l'homme (F. Guyon).
K   Feuillet antérieur de l'aponévrose moyenne entourant le bulbe.
L   La glande de Cowper.
M   Feuillet postérieur de l'aponévrose moyenne.
N   Portion membraneuse.
O   Prostate.
P   Verumontanum.
R   Col de la vessie.

II

De l'uréthroscope. — Historique. — Desormeaux. — Divers uréthroscopes.
— Adaptation de l'électricité. — L'uréthroscope de Desormeaux. — Speculum bivalve.

L'invention de l'uréthroscope est due à un chirurgien français, le docteur A. Desormeaux, qui a aussi imaginé l'endoscope pour l'examen de la vessie.

Ces instruments fort ingénieux n'eurent pas un très grand succès pour plusieurs raisons ; d'abord l'usage en est très délicat ; il ne suffit pas de regarder pour voir, il faut savoir regarder, qualité qui ne s'acquière qu'après de nombreux examens ; en outre les instruments d'autrefois étaient trop grossièrement construits. Au début, une lampe à huile, puis ensuite une lampe à pétrole, ne donnaient pas un éclairage suffisant et en rendaient le maniement difficile ; les tubes uréthraux étaient mal établis, pas assez brillants, aussi fallut-il l'éclairage électrique et des tubes mieux faits pour rendre à ce mode d'examen la place qu'il a le droit d'occuper. Comme nous le verrons, l'uréthroscope de M. Desormeaux était très bien compris, et en lui appliquant l'éclairage électrique et de bons speculums, il devient un des meilleurs et un des plus commodes.

La réaction en faveur de l'uréthroscope s'est produite à l'étranger ; c'est de là que nous sont revenus les nouveaux appareils perfectionnés. Un de ceux dont on fait le plus fréquent usage est celui que je vous présente figure 3 ; il a été construit à Vienne par Leitner.

La lampe électrique B est placée dans un demi-cylindre

ouvert à la partie supérieure, sa lumière se réfléchit sur le miroir D pour être envoyée dans le speculum A ; une lentille C dont on peut changer le numéro suivant la

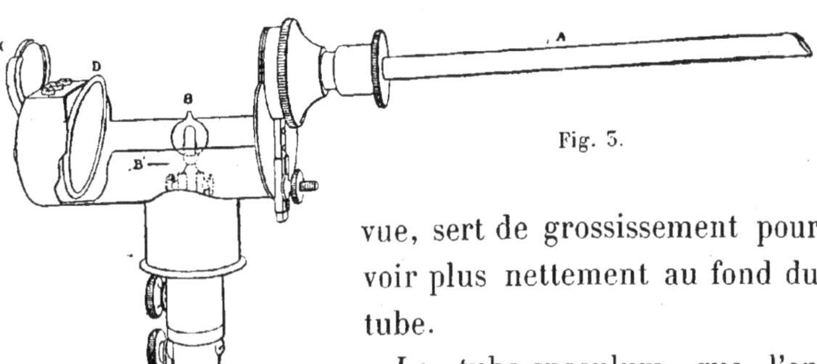

Fig. 5.

vue, sert de grossissement pour voir plus nettement au fond du tube.

Le tube-speculum que l'on peut adapter au corps lumineux est variable de grosseur et de forme ; du volume d'une bougie n° 18 ou 20 de la filière Charrière, il se compose d'un tube en métal anglais, brillant comme une glace, dans lequel glisse un mandrin M en bois qui facilite son introduction. J'ai fait modifier ces mandrins en les faisant fabriquer en métal, ce qui permet de les faire passer à l'étuve ou à l'eau bouillante sans les faire éclater.

Outre les speculums pleins comme celui de la figure 5, on en a construit d'ouverts sur un des côtés, figure 4; avec ces speculums on peut voir la muqueuse de l'urèthre dans toute son étendue. Avec la vis B, on incline le speculum et on lui donne la position A', laquelle facilite l'examen, en permettant de modifier l'éclairage de la région.

J'ai fait construire par M. Mathieu le speculum bivalve E qui, par l'éloignement des branches au moyen de la vis D, augmente le champ d'examen du fond de l'urè-thre. Pour nettoyer le champ visuel, Leitner a inventé des écouvillons composés d'une tige métallique; à l'une des

extrémités se trouve une petite pince dans laquelle on
place un peu de coton, à l'autre un anneau pour le saisir.
Afin d'en faciliter l'introduction, le fabricant a courbé la

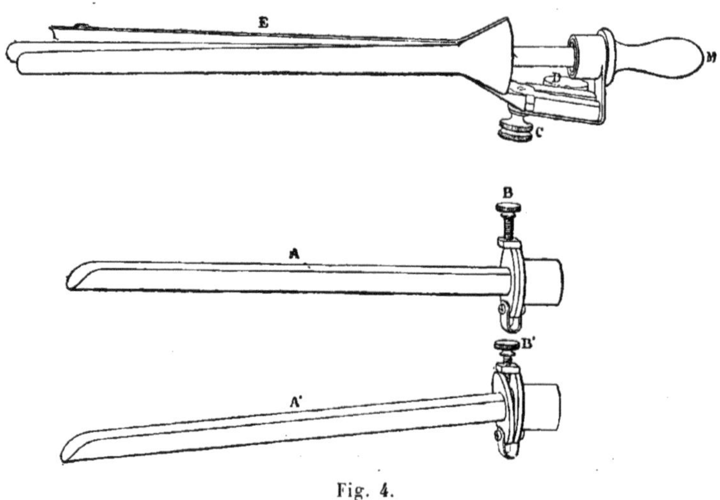

Fig. 4.

tige près de l'anneau ; malgré cela, on est toujours
obligé de déplacer la lentille C, pour faire pénétrer l'écouvillon dans le speculum, ce qui amène une perte de temps ;
de plus le foyer électrique n'étant pas recouvert, perd de
son intensité si l'on n'est pas dans une obscurité complète.

Aussi à cet uréthroscope je préfère de beaucoup celui de
M. Desormeaux avec l'adjonction de la lampe électrique et
des tubes-speculums qui nous sont venus de l'étranger
(fig. 5).

Le cylindre dans lequel est placée la lampe est fermé ;
au fond, en A, se trouve un excellent miroir concave, en C
une forte lentille augmentant l'intensité de la lumière qui
vient se réfléchir sur un miroir incliné F pour être envoyée
dans les speculums nouveaux qui s'y adaptent parfaitement,

au moyen d'une petite virole intermédiaire F, à l'ancienne
lorgnette à l'extrémité D de laquelle existe un excellent jeu
de lentilles.

Le dessin, pour permettre de voir le miroir F, représente

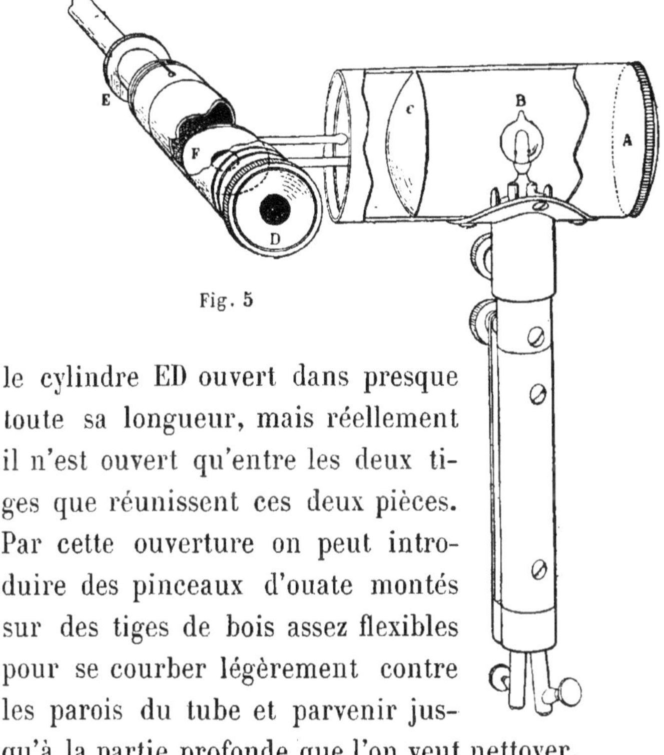

Fig. 5

le cylindre ED ouvert dans presque
toute sa longueur, mais réellement
il n'est ouvert qu'entre les deux tiges que réunissent ces deux pièces.
Par cette ouverture on peut introduire des pinceaux d'ouate montés
sur des tiges de bois assez flexibles
pour se courber légèrement contre
les parois du tube et parvenir jus-
qu'à la partie profonde que l'on veut nettoyer.

Je trouve que l'instrument Desormeaux modifié, comme
je viens de vous le dire, est excellent, aussi est-ce avec lui
que j'ai fait toutes mes recherches et que j'ai pu guider
M. Leuba pour l'exécution de la belle planche en couleurs
grâce à laquelle, je l'espère, les débutants, se dirigeront
dans cette étude un peu difficile.

Avant de se lancer dans l'étude de l'anatomie pathologique du canal de l'urèthre, il est indispensable de savoir ce que dans un urèthre sain, on voit avec l'uréthroscope.

III

Examen d'un urèthre sain avec l'uréthroscope.

Ainsi que je vous l'ai déjà dit, il n'y a pas à proprement parler de canal de l'urèthre ; excepté pendant la miction, les parois se touchent et peuvent être distinguées en paroi supérieure et paroi inférieure. Lorsqu'on introduit un uréthroscope, on forme le canal en écartant les deux parois, aussi l'uréthroscope fait-il apercevoir une ligne horizontale plus petite (Pl. II 1), qui s'ouvre ou qui se referme avec une grande régularité. Cette grande régularité est, comme nous le verrons, le signe caractéristique d'un urèthre sain.

La coloration est variable suivant le teint des sujets, et il existe une grande analogie entre la muqueuse des lèvres et celle de l'urèthre ; Berckley Hills a montré qu'un homme brun ou lymphatique a un urèthre pâle, tandis qu'un homme à peau blanche a un urèthre bien coloré. La couleur se rapproche du rose plus ou moins accentué, d'un éclat toujours brillant, comme celui de toute muqueuse saine et d'un aspect vernissé donné par le mucus qui la recouvre dans toute sa longueur. Dans le mouvement que l'on imprime au speculum pour le retirer, on voit se former sur la paroi inférieure deux petits sillons qui pourraient tromper un débutant, et lui faire croire à une lésion ; avec un peu d'attention, on s'aperçoit que ces sillons sont formés par les replis de la muqueuse, comme on en voit dans le vagin, lorsqu'on emploie un speculum de petit calibre. La paroi supérieure n'en présente pas, parce que son déplissement se fait moins largement par suite de son adhérence avec la gouttière des corps caverneux.

La description que je viens de vous donner est celle de la portion spongieuse; dans la portion membraneuse dont l'exploration est beaucoup plus difficile, on constate une coloration beaucoup plus rouge, et quant à la prostate, la couleur est encore plus foncée avec une teinte bleuâtre d'après Berckley Hills.

IV

Anatomie pathologique de l'uréthrite aiguë avec l'uréthroscope. — Érosions. — Desquammation. — Envahissement du cul-de-sac du bulbe. Anatomie pathologique de l'uréthrite chronique. — Érosions. — Érosions granuleuses. — Infiltrats superficiels et sous-muqueux. — Nodules. — Sclérose et formation des rétrécissements.

Cela entendu, abordons l'anatomie pathologique de l'uréthrite aiguë et, en suivant le processus des lésions, nous pourrons comprendre comment la blennorrhagie passe de l'état aigu à l'état chronique.

Le premier phénomène que l'on constate est le gonflement de la muqueuse, qui amène deux modifications importantes dans la forme de la lumière et dans la couleur

Si vous jetez les yeux sur les figures 2 et 3 de la planche II, vous verrez que d'horizontale la lumière est devenue circulaire ou ovale.

Au lieu du rose pâle de l'état normal, le canal a une teinte carmin, et on aperçoit au centre de la lumière une gouttelette purulente qui lui donne un fond noirâtre.

L'introduction du speculum dans un urèthre enflammé,

même faite avec grande prudence, occasionne presque toujours un écoulement de sang, qui est loin de faciliter l'examen. Il faut éponger avec des pinceaux d'ouate imbibés de liqueur de Van Swieten étendue, que l'on appuie lentement sur les parois.

Cet écoulement sanguin s'explique par la desquammation générale de l'épithélium et par la présence d'érosions qui existent à différents points du canal mais particulièrement à la région bulbeuse.

Je vous ai dit en parlant de la marche de la blennorrhagie que l'envahissement du canal se fait progressivement, et rapidement; au bout de huit jours, on trouve, comme j'ai pu vous le faire constater, des érosions au niveau du bulbe. A l'époque où pour expliquer la production d'un écoulement purulent, il fallait supposer une ulcération, on admettait que la blennorrhagie devait occasionner dans l'urèthre des ulcérations auxquelles on assignait théoriquement les formes des ulcérations des autres muqueuses.

L'uréthroscope a permis de constater qu'il n'y avait pas d'ulcération, mais des érosions d'un rouge bien éclatant avec des bords un peu grisâtres. Ces érosions (Pl. II, 4), qui sont formées par une infiltration embryonnaire des couches superficielles de la muqueuse, sont, au début du mal, presque plates; bientôt elles s'élargissent et deviennent d'un rouge granuleux, aussi les désignerons-nous sous le nom d'érosions granuleuses (Pl. II, 5). Elles présentent l'aspect de petites houppes qui rappellent l'aspect donné par le velours lorsqu'on le brosse en sens inverse du tissu (Pl. II, 5); ces petites houppes se voient facilement contre les bords du speculum dans la lumière duquel elles émergent lorsqu'on imprime à l'instrument un mouvement de va-et-vient. Il se peut que cet état érosif ou granuleux existe dans toute la longueur d'un canal envahi par une inflammation suraiguë, mais, dans la majorité des cas même graves, ces érosions granuleuses n'existent que de distance en distance dans la région spongieuse et n'apparaissent à l'état confluent qu'au niveau du golfe du bulbe. Lorsqu'on suit, avec l'œil, l'introduction du speculum, on aperçoit entre deux érosions la muqueuse recouverte d'un enduit purulent qu'il faut enlever avec de l'ouate, pour reconnaître qu'elle est dévernie et rouge.

Comme je vous l'ai montré, ces érosions sont d'un aspect granuleux ; on trouve quelquefois sur leur surface des petits points jaunâtres que l'on enlève par un léger grattage ; ces points jaunâtres ne sont que les points nécrosés de la partie superficielle de la muqueuse qui n'ont pas encore été entraînés par le pus, aussi ne les retrouve-t-on plus dans une blennorrhagie datant de quelques semaines.

Outre cette tuméfaction générale de la muqueuse, des érosions plus ou moins granuleuses, on trouve, comme lésions d'une blennorrhagie aiguë, l'inflammation des glandes du canal et des sinus de Morgagni.

L'uréthroscope donne peu de renseignements sur ces lésions ; les orifices des glandes et des sinus sont perdus dans la tuméfaction générale ; il est impossible de les distinguer ; en revanche on peut en suivre l'évolution par l'examen extérieur. Sans vouloir parler de la cowpérite, qui a une marche toute spéciale et dont l'étude m'entraînerait hors de notre sujet, je veux vous dire un mot de l'inflammation des glandes de Littre et des sinus qui viennent former à la partie inférieure de la région spongieuse ou sur les faces latérales du frein, de petites tuméfactions dont il est important de connaître la marche. Ces petits phlegmons arrivent vite à la suppuration, et il ne faut pas hésiter à les ouvrir rapidement; car, s'ils s'ouvrent spontanément à l'extérieur, ils forment de petites fistulettes difficiles à guérir; s'ils s'ouvrent à l'intérieur du canal, ils sont quelquefois le point de départ de suppurations chroniques uréthrales très persistantes.

Les lésions dont je viens vous parler sont celles de l'uréthrite aiguë, mais elles peuvent être moins prononcées ou moins étendues, et donnent alors à la maladie une forme subaiguë. Je vous ai montré à la salle Civiale deux enfants de seize et dix-huit ans, qui se sont présentés avec un écoulement purulent très abondant, mais dont la forme de la verge, la rougeur du gland n'indiquaient pas une uréthrite aiguë; en effet, l'examen à l'uréthroscope nous a fait constater qu'il n'y avait qu'une seule érosion siégeant à la partie profonde de la portion spongieuse et un très léger dévernissage de tout le canal. Ce peu d'acuité des lésions avait laissé au canal la forme normale de sa lumière, au lieu de devenir ovale ou circulaire.

Heureusement pour les malades, la blennorrhagie reste souvent à l'état aigu ou subaigu et les lésions ne dépassent pas celles que nous venons d'examiner. L'inflammation rétrocède et tout marche vers la guérison. Les érosions disparaissent; les tissus nécrosés, l'épithélium se reforment et la muqueuse reprend son aspect normal avec sa couleur rosée. Mais cette terminaison radicale est presque exceptionnelle, car l'uréthroscope permet, dans un canal qui paraît radicalement guéri, de reconnaître des points déprimés, d'un aspect rose ardoisé, qui ont été le siège d'érosions.

4

De plus, après une uréthrite aiguë, l'uréthroscope permet de constater une légère pigmentation de la muqueuse, principalement marquée, suivant Berkley-Hills, autour des orifices des sinus de Morgagni.

Le chirurgien anglais, dont je viens de vous citer le nom et à qui on doit une intéressante monographie sur l'uréthrite chronique, affirme qu'après une uréthrite, la muqueuse est plus pâle qu'avant le début de l'inflammation. Je n'ai jamais eu l'occasion d'examiner le canal de l'urèthre d'un malade avant l'uréthrite pour laquelle il est venu me consulter et, de plus, sachant la diversité de couleurs qui peut exister entre deux muqueuses saines, le point de repère me manque complètement pour établir la comparaison.

L'évolution de ces lésions permet d'expliquer deux particularités cliniques depuis longtemps signalées dans l'histoire de la blennorrhagie aiguë : la facilité des récidives et l'acuité de la première blennorrhagie. Ne revenant que rarement à son état complètement normal, l'urèthre est moins capable de se défendre contre une nouvelle infection avec ces tissus de nouvelle formation qui, en revanche, n'ont plus la vitalité nécessaire pour être le siège d'inflammation bien aiguë. Si dans toute blennorrhagie les lésions n'étaient jamais plus graves que celles que nous venons d'étudier, cette douloureuse affection ne tiendrait pas la place considérable qu'elle occupe dans la pathologie de l'homme ; malheureusement elles sont souvent beaucoup plus étendues et elles deviennent la cause d'accidents consécutifs à longue échéance, les rétrécissements organiques de l'urèthre.

Au lieu de se limiter à la partie superficielle de la muqueuse, l'inflammation envahit non seulement toute son épaisseur, mais encore le tissu érectile de la portion spongieuse.

Sous l'influence de cette inflammation, tous ces tissus deviennent le siège d'une prolifération embryonnaire considérable se présentant sous forme de nodules qui vont être le point de départ du travail de sclérose qui formera le rétrécissement.

Cette infiltration embryonnaire peut se produire dans toute la longueur de la portion spongieuse, mais son siège de prédilection, comme pour les érosions, est la partie profonde au niveau du bulbe.

A l'uréthroscope on aperçoit, dans le canal cramoisi, des plaques blanches, comparées avec raison par Grünfeld à des plaques de diphthérite, mais dont, à tort, il a voulu faire une affection spéciale, uréthrite membraneuse. Ces plaques blanches ne sont autre chose qu'une infiltration embryonnaire développée dans l'épithélium de la muqueuse, car par le frottement on ne peut les enlever (pl. II, fig. 4).

L'infiltration peut être plus profonde et siéger au-dessous de la muqueuse ; elle ne se présente plus sous l'aspect de plaques diphthéroïdes, mais elles forment de véritables noyaux sous-muqueux qui apparaissent avec une coloration jaunâtre ; on devine qu'ils sont recouverts par de la muqueuse saine (pl. II, fig. 6). A l'état aigu, ils échapperaient à l'examen si l'on s'en rapportait à la couleur seule, car la muqueuse enflammée présente quelquefois la couleur cramoisie, mais on les soupçonne à la résistance qu'elles font éprouver pour l'introduction de l'instrument et au changement de forme du canal.

Exceptionnellement l'infiltration peut envahir toute la

circonférence du canal de l'urèthre auquel elle forme un véritable étranglement, d'autres fois elle existe bien dans toute la circonférence, mais par îlots séparés de la muqueuse enflammée mais non infiltrée (pl. II, fig. 6). Dans la majorité des cas, elle n'occupe qu'un segment du canal et le plus ordinairement à la partie inférieure.

Comme je vous l'ai dit, les érosions granuleuses sont formées par une infiltration embryonnaire, on peut dire que c'est le premier degré des nodules, mais l'érosion n'est pas indispensable; il y a des nodules sans érosion de la muqueuse. Ce fait, mis en évidence par Neelsen, donne bien l'explication de l'anatomie pathologique des rétrécissements. Ces nodules profonds changent beaucoup l'aspect du canal de l'urèthre; au lieu de la fente normale ou de la circonférence de l'uréthrite aiguë, la lumière prend la forme d'une étoile ou celle d'un arc dont la convexité est toujours dirigée du côté le moins infiltré ou du côté sain (pl. II, fig. 6).

Lorsque l'infiltration intra-muqueuse, recouverte ou non d'érosions, ne siège que sur une partie de la circonférence du canal, elle ne se laisse pas déplisser par l'uréthroscope. Il se passe, dans l'urèthre, ce que je vous ai montré souvent sur des individus atteints de chancre induré sous-préputial : lorsqu'on veut découvrir le gland, la portion du prépuce envahi par l'induration chancreuse se relève d'un bloc comme un volet de bois. Il en est de même pour ces nodules, ils apparaissent ou disparaissent brusquement.

Que deviennent ces infiltrations embryonnaires? Je crois qu'il faut faire des distinctions.

L'infiltration de la muqueuse guérit souvent complètement, mais il n'en est plus de même des nodules sous-muqueux. La différence de tissus doit en donner l'explication ; la muqueuse, avec son beau réseau artériel et lymphatique, doit faciliter la résorption du tissu embryonnaire et la réparation des mortifications superficielles ; le corps spongieux, au contraire, avec ses aréoles fibreuses, offre toutes les conditions voulues pour rendre difficile et même impossible cette résorption.

Aussi, malgré cette guérison radicale de certaines catégories d'infiltrats, on peut affirmer que cette lésion est le point de départ de tous les rétrécissements, et d'après leur siège, leur étendue, on peut se rendre compte des dispositions si variables qu'on rencontre au lit du malade.

Ainsi les érosions qui sont le premier degré de cette infiltration guérissent ; mais, souvent, elles restent raboteuses et forment une petite bride qui ne gêne nullement la miction parce que la lésion n'a été que très superficielle, mais admettez une infiltration un peu plus épaisse, et la bride pourra devenir un véritable obstacle au passage de l'urine et des instruments. A plus forte raison si l'exsudat inflammatoire a envahi toute la muqueuse et le corps spongieux, le travail de rétraction qui se produira, donnera naissance à des rétrécissements, soit très épais, soit très longs, avec une lumière au centre ou sur les côtés, suivant que la circonférence du canal a été aiteinte en totalité ou partiellement. Le processus pathologique qui conduit au rétrécissement est celui de la sclérose ; tous les tissus envahis par l'inflammation contribuent à former l'anneau depuis l'enveloppe fibreuse jusqu'à l'épithélium de la muqueuse qui s'est transformé ; de cylindrique il est devenu stratifié avec cornification des cellules superficielles. Mais cette transformation de la muqueuse est consécutive au travail de sclérose profond, car nous verrons que les infiltrats superficiels guérissent et par conséquent la muqueuse, ainsi que l'a démontré M. Al. Guérin, n'est serrée que passivement sous la constriction extérieure[1].

Ce travail scléreux, qui est la cause des rétrécissements organiques de l'urèthre, est un travail très lent à se produire ; il demande des années pour être complet. Aussi, aurais-je pu ne pas vous en parler, car il n'a qu'un rapport très éloigné avec l'uréthrite chronique. Mais il m'a paru intéressant de vous dire ce que deviennent ces nodules que nous avons vu se développer dans la blennorrhagie aiguë et que nous allons retrouver dans la blennorrhagie chronique. Jusqu'à présent, en effet, nous n'avons étudié que les altérations pathologiques de l'état aigu marchant vers la guérison ; nous allons, maintenant, rechercher ce qu'elles deviennent lorsque la guérison ne se produit pas, la blennorrhagie passant à l'état chronique.

V

Anatomie pathologique de l'uréthrite chronique antérieure. — Des plaques granuleuses. — Des granulations de Desormeaux et de Thiry. — Des hypertrophies papillaires.

Un des points caractéristiques de l'uréthrite chronique, c'est d'avoir ses lésions presque localisées à la région profonde de la portion spongieuse ; le méat, la fosse naviculaire sont les premiers points malades, puis l'inflammation envahit d'avant en arrière, jusqu'à la région bulbeuse ; alors la

1. Lire dans les *Ann. des mal. des org. gén.-urin.*, 1891, un travail de Wassermann et Hallé.

guérison suit à peu près la même marche. Le méat est guéri, alors que le fond du canal antérieur est encore atteint. Eh bien ! dans l'uréthrite chronique, le canal de l'urèthre peut être presque intact dans toute sa longueur, excepté dans les derniers centimètres, où les lésions se sont cantonnées et forment le foyer du mal. Mais cette règle n'est pas absolue.

D'après ce que j'ai pu constater, les deux lésions principales que l'on rencontre dans l'uréthrite chronique sont des plaques granuleuses et des infiltrats intra et sous-muqueux.

La plaque granuleuse n'a plus la teinte rouge de l'érosion cramoisie de l'uréthrite aiguë, elle est d'un rouge pourpre, elle saigne facilement et on voit qu'elle présente un degré plus avancé d'hypertrophie papillaire. Elle n'occupe jamais toute la circonférence du canal ; cependant, dans quelques cas, elle semble former un anneau complet ; mais, si l'on appuie avec le spéculum sur les parois du canal, on reconnaît que cet anneau est formé par plusieurs plaques séparées par de la muqueuse terne, mais peu lésée.

A l'état aigu, les érosions forment de petites houppes ; mais, à l'état chronique, par suite de prolifération conjonctive, ces houppes sont plus épaisses, plus saillantes et prennent l'aspect de plaques granuleuses.

Ces plaques granuleuses sont la cause de la suppuration, aussi sont-elles recouvertes d'un exsudat purulent que l'on ne peut détacher que par le frottement ; le passage de l'urine ne l'entraîne qu'imparfaitement.

A côté de ces plaques granuleuses, on rencontre quelquefois de petites tumeurs de la grosseur d'une tête d'épingle, d'un violet pourpre. On en voit rarement plus de deux dans une même zone, mais on peut en rencontrer plusieurs dans un même canal. Ces petites tumeurs sont des glandes mucipares enflammées ; elles guérissent souvent très rapidement, mais peuvent aussi s'abcéder et suppurer longtemps.

Il est difficile de ne pas employer le mot de *granulations* pour faciliter la description des plaques granuleuses, et des petites glandes mucipares, mais il faut les considérer comme l'expression d'un travail pathologique banal et ne pas y chercher une entité morbide, comme l'ont soutenu MM. Desormeaux et Thiry, de Bruxelles.

Ces deux chirurgiens ont voulu voir, dans ces granulations, une affection virulente spécifique, provenant toujours d'un contage de même nature et engendrant fatalement les mêmes lésions. Malheureusement cette théorie pèche par la base, c'est-à-dire qu'elle ne peut s'appuyer ni sur l'anatomie pathologique, ni sur l'expérimentation ; dans l'excellente thèse d'un ancien interne de Necker, M. le Dr Jamin (1883), il y a cependant une planche qui donne le dessin d'une pièce d'uréthrite chronique caractérisée par une série de granulations occupant le golfe du bulbe ; mais les conditions dans lesquelles cette observation a été recueillie lui enlèvent beaucoup d'importance.

Aussi, tout en admettant la présence probable des granulations, M. Jamin est-il loin de leur faire jouer un rôle prépondérant dans l'uréthrite chronique.

Pour soutenir sa théorie, le savant chirurgien de Bruxelles est toujours obligé de prendre des arguments par analogie ; aussi, malgré tout le talent déployé, la granulation uréthrale n'a jamais pu triompher.

Pour moi, je ne crois pas qu'il y ait dans l'urèthre des

lésions semblables à celles qu'en histologie pathologique
on nomme granulations et qui jouent un rôle dans la cica-
trisation des plaies ; il n'y a que de l'hypertrophie papillaire qui peut devenir de véritable polype, comme on en
voit un dessin dans l'ouvrage du docteur Jullien, mais je
n'ai jamais rencontré rien de semblable. Les plaques granuleuses sont les lésions caractéristiques de l'uréthrite
chronique, car ce sont elles qui produisent la sécrétion
pathologique du canal, cause des troubles de l'urine.

Mais, à côté de ces plaques granuleuses, un urèthre,
atteint d'inflammation chronique, présente d'autres lésions
qui en modifient l'aspect et le calibre. Ce sont les infiltrats
embryonnaires dont je vous ai parlé à l'occasion de l'anatomie pathologique de l'uréthrite aiguë et dont je vous ai
exposé, en quelques mots, le processus qui conduit au
rétrécissement.

Cette infiltration embryonnaire peut se faire à différents
étages : dans la muqueuse, sous la muqueuse et, plus profondément, dans le tissu spongieux ; très superficielle, elle
se résorbe facilement et, à sa place, la muqueuse est
déprimée et d'une couleur ardoise ; dans la muqueuse, elle
se résorbe moins facilement et donne un aspect blanc jaunâtre de sclérose ; enfin, dans l'infiltration plus profonde,
la muqueuse n'est pas modifiée comme couleur, mais elle
est soulevée, forme saillie dans la lumière et apporte au
canal des modifications importantes.

Je vous disais tout à l'heure que les plaques granuleuses
étaient la cause de la sécrétion pathologique de l'urèthre,
il n'en est plus de même pour les infiltrations embryonnaires ; elles ne sont pour rien dans l'écoulement purulent, elles entretiennent un état d'irritation de la muqueuse

et elles nuisent beaucoup à la guérison des plaques granuleuses et, par conséquent, contribuent indirectement à la persistance de l'écoulement. On constate facilement leur existence en introduisant l'uréthroscope. On a parfaitement la sensation de vaincre une certaine résistance, et si, en le retirant, on examine le canal, on voit que la lumière de l'urèthre, au lieu d'être horizontale comme à l'état normal ou circulaire comme à l'état aigu, présente une forme d'étoile ou d'un double Y (pl. II, fig. 6). Cette modification, dans la constitution de l'urèthre explique la gêne de la miction dont se plaignent les malades, comme nous le verrons plus loin, pendant l'uréthrite chronique; il y a là une sorte de rétrécissement du canal, mais rétrécissement momentané, car avant de devenir le siège du travail de sclérose, cause du rétrécissement organique, ces nodules diminuent de volume et l'urèthre reprend un calibre et une élasticité qui font cesser les troubles fonctionnels de la miction.

En résumé, dans l'uréthrite chronique, on peut rencontrer des aspects très différents de l'urèthre : plaques granuleuses, érosions de la muqueuse, infiltrations variant de couleurs suivant leur siège, petits follicules d'un rouge pourpre, tout cela apparaissant rapidement l'un après l'autre.

VI

Anatomie pathologique de l'uréthrite chronique postérieure. — Difficulté des examens avec l'uréthroscope. — Absence d'infiltrations profondes. — Verumontanum comparable à une fraise.

Lorsque nous étudierons l'étiologie et la symptomatologie de l'uréthrite chronique, nous verrons que l'inflammation, pour des raisons que nous aurons à rechercher, dépasse le collet du bulbe, c'est-à-dire l'aponévrose moyenne, et pénètre dans la partie profonde du canal de l'urèthre, portion membraneuse et prostatique, pour donner naissance à l'uréthrite postérieure.

Pour ne pas scinder ce qui a trait à l'anatomie pathololologique, je vais passer en revue les lésions qui se développent dans ces circonstances.

L'examen à l'uréthroscope est assez difficile, car il y a toujours une certaine difficulté à faire traverser au speculum, l'aponévrose moyenne; il faut s'y habituer et habituer le malade à cette petite manœuvre.

On retrouve dans l'inflammation de la région membraneuse les lésions de l'urèthre antérieur, c'est-à-dire les érosions granuleuses et les infiltrats superficiels. Mais les plaques granuleuses sont d'un rouge vif, moins cramoisies que celles que nous avons déjà étudiées; elles sont plus épaisses et moins nombreuses.

L'infiltration embryonnaire n'existe que superficiellement, elle se présente sous l'aspect de plaques blanches (pl. II, fig. 4), mais jamais on ne trouve la déformation en arc ou étoile indiquant des nodules profonds. Aussi peut-on expliquer ainsi l'absence des rétrécissements du canal de l'urèthre au delà de l'aponévrose moyenne.

Les lésions de la prostate enflammée sont toujours difficiles à constater avec l'uréthroscope. Heureusement que l'examen digital direct permet d'y suppléer même avec avantage.

A l'uréthroscope, le canal prostatique sain est d'un rouge très sombre et avec une forme de dos d'âne produit par le verumontanum; lorsque la prostate est envahie par l'inflammation uréthrale, cette saillie, un peu augmentée, donne la sensation d'une petite tumeur rouge, que Berkley-Hills compare à une fraise très mûre, régulièrement marquée d'élévation et de dépressions, avec une coloration variant entre le cramoisi et l'écarlate. L'écoulement sanguin qu'amène toujours l'exploration rend difficile l'appréciation de cette coloration, mais il suffit pour indiquer la congestion de l'organe. En étudiant la symptomatologie, nous verrons les signes physiques que donne l'exploration digitale de la prostate.

Fig. 1

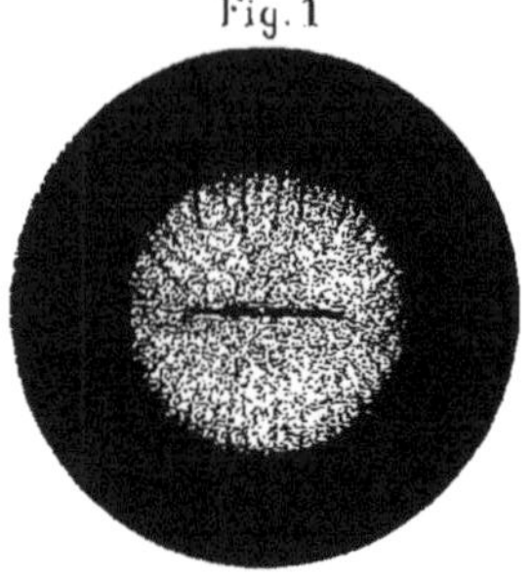

Urèthre normal
Lumière horizontale

Fig. 2

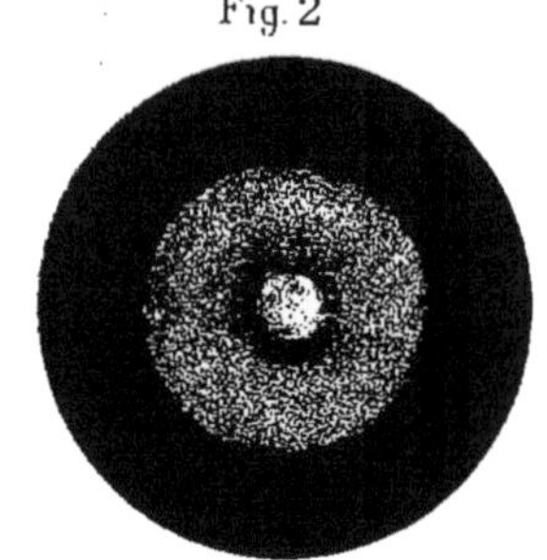

Uréthrite aigüe
Gouttelette purulente centrale

Fig. 3

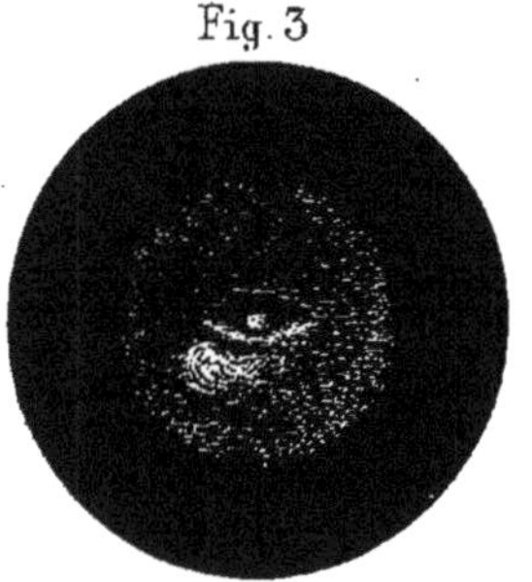

Urèthrite suraigüe
Début de la Desquammation

Fig. 4

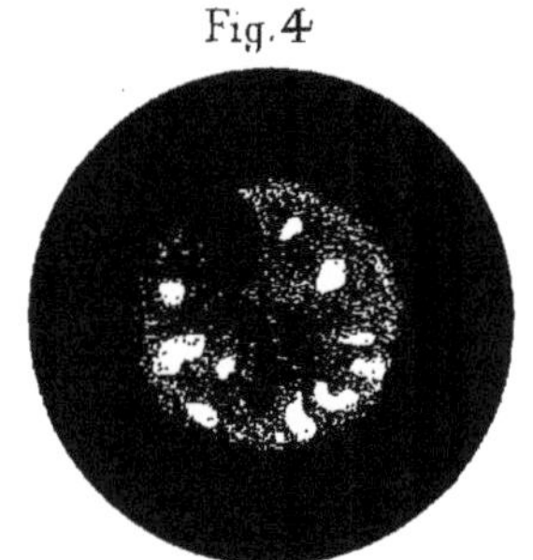

Erosions
Infiltration intra-muqueuse

Fig. 5

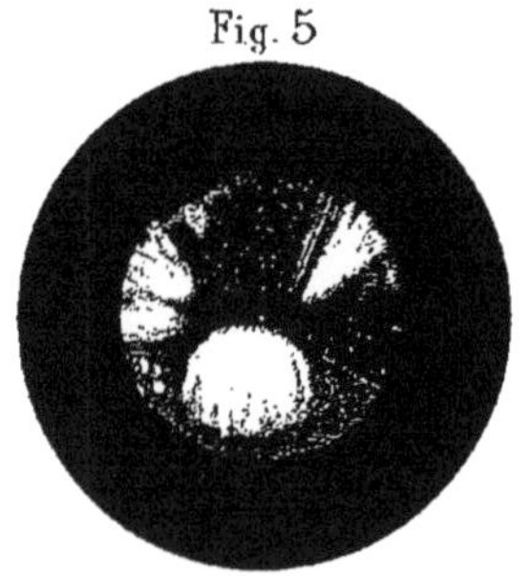

Plaques granuleuses
Plaques membraneuses de Grundfeld

Fig. 6

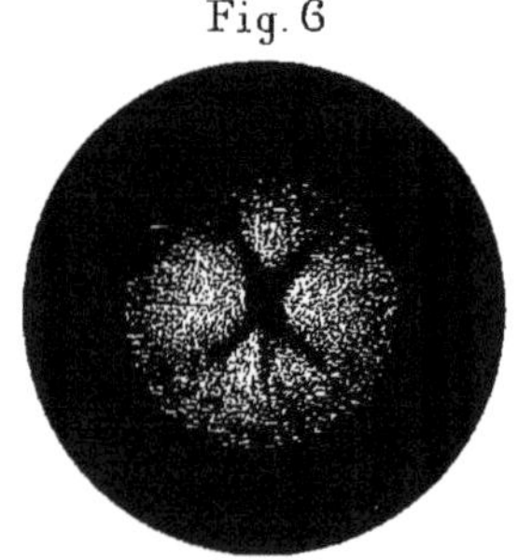

Nodules sous muqueux
Déformation embryonnaire du Canal

Imp E'd Bry. Paris

TROISIÈME LEÇON

I

ÉTIOLOGIE

Influence considérable du traitement de la blennorrhagie.—Rôle du médecin.
— Influence de l'hygiène. — Rôle de la constitution : Arthritisme. — Herpétisme. — Tuberculose. — De l'envahissement de l'urèthre postérieur.

MESSIEURS,

Pour quelles raisons une blennorrhagie passe-t-elle à
l'état chronique?

Comme je vous l'ai dit, une mauvaise direction du traitement de la blennorrhagie aiguë est, à mon sens, une des
causes principales. Sous l'expression de *mauvaise direction*, il faut comprendre le choix de la méthode et les
fautes qui peuvent être commises par le chirurgien et par
le malade.

Vous vous rappelez ce que je vous ai dit sur la méthode
des injections employées dès le début de la blennorrhagie;
je la considère comme le meilleur moyen pour favoriser
le développement de la chronicité. Aussi, je n'y revien-
drai pas.

Une des fautes qui incombent le plus au médecin pendant le traitement de la blennorrhagie aiguë, est de se trop
hâter d'intervenir. Je ne parle pas de la méthode de l'avortement; je vous ai exposé les circonstances dans lesquelles

on doit la tenter. La période abortive est très courte :
56 à 48 heures ; aussi la laisse-t-on souvent échapper. Si l'on
peut la saisir au passage, on aurait tort de ne pas chercher
à en profiter ; la thérapeutique en est un peu douloureuse,
mais elle peut donner un beau succès, qui sauvera le
malade de bien des ennuis. Si elle échoue, je ne crois pas
que l'on ait mis le malade dans de pires conditions pour
obtenir une bonne guérison par le traitement ordinaire.
Ce qu'il faut entendre par *se trop hâter d'intervenir*, c'est
ne pas savoir attendre la période opportune pour *couper* la
chaudepisse. Dans notre première leçon, j'ai cherché par
quels signes on pouvait reconnaître qu'une blennorrhagie était *mûre*. Sans vouloir y revenir, je crois utile
de vous rappeler que tant que l'écoulement n'est pas
devenu filant, visqueux, c'est-à-dire tant que l'écoulement
ne vous donne pas la preuve que la paroi du canal est
revenue à un degré d'inflammation où la sécrétion ne peut
plus être considérée que comme une exagération de la
fonction, il ne faut pas chercher à couper la blennorrhagie.

Le talent du médecin est de savoir conduire son malade
jusqu'à ce moment critique ; je reconnais qu'au milieu de
toutes ses supplications ce n'est pas toujours facile, mais
c'est indispensable. Tant que l'écoulement ne présente pas
les signes que je vous ai indiqués, on peut être sûr que le
canal de l'urèthre est encore le siège de plaques granuleuses érosives, avec infiltrations embryonnaires, contre lesquelles l'action topique des balsamiques ne pourra rien,
et contre lesquelles l'action astringente des injections ne
sera pas non plus suffisante pour obtenir le travail régres-
sif des exsudats.

S'il y a un inconvénient à trop se hâter, il peut y en avoir un aussi à trop attendre; il ne faut pas laisser passer le bon moment pour intervenir, car il peut arriver qu'une inflammation catarrhale abandonnée à elle-même se transforme en un processus inflammatoire chronique interstitiel (Israel).

Voici donc deux fautes qu'il faut savoir éviter; mais il y en a une troisième encore, dont il faut se garer, c'est de faire cesser le traitement dès que l'écoulement a disparu. Il faut le prolonger pendant huit ou dix jours en diminuant graduellement les doses, car il suffit de la persistance d'un point malade insignifiant pour être le point de départ d'une nouvelle poussée inflammatoire. La cessation trop rapide du traitement donne aussi au malade la conviction qu'il est guéri et, sous le prétexte de toutes les privations qu'il a dû s'imposer depuis longtemps, il reprend avec trop d'empressement son ancienne manière de vivre. Le coït, le vin, la bière, les liqueurs, sont les causes d'irritations qui suffiraient pour déterminer des rechutes si, à ces causes vulgaires, ne venaient pas encore s'ajouter les chances d'une nouvelle contagion. La plus légère goutte virulente trouve là un terrain tout disposé pour y germer, et on peut affirmer que nombre de blennorrhagies chroniques à soi-disant rechutes ne sont souvent que des blennorrhagies successives, tenant à des réinfections. Phénomène assez curieux, ces récidives sont de plus en plus faibles, mais les lésions, qui n'ont jamais disparu, s'aggravent de plus en plus et la guérison est de plus en plus difficile.

Si j'ai commencé par vous parler du rôle qui peut incomber au médecin dans le développement de l'uréthrite chronique, il faut bien savoir qu'il est loin d'être toujours seul fautif et que très souvent le malade ne peut s'en prendre qu'à lui-même.

Ainsi, l'oubli des règles de l'hygiène peut beaucoup y contribuer. Si ce danger n'est pas à redouter à la période aiguë, c'est que les douleurs vives en préservent les malades, mais il n'en est plus de même à la période d'accalmie. La fatigue, le coït, une nourriture trop échauffante, mais, avant tout, la bière sont des impedimenta absolus pour mener à guérison une blennorrhagie; cet état subaigu, qui touche à la guérison, persiste indéfiniment sans vous permettre d'agir sûrement. Je sais bien qu'on a cité des guérisons d'uréthrite chronique obtenues à la suite d'une nuit de grande orgie, guérisons que l'on explique par une irritation bienfaisante développée dans des tissus atones; mais, si le traitement est agréable à suivre, son efficacité est plus que douteuse. Aussi, malgré tout l'ennui que l'on peut causer à son client, doit-on lui proscrire absolument toute infraction à une hygiène sévère.

Comme dans toutes les maladies, la constitution, le terrain a souvent une importance considérable. Les individus lymphatiques y sont certainement prédisposés. Bell avait déjà constaté l'opiniâtreté de la blennorrhagie chez les scrofuleux ; aujourd'hui, à l'expression scrofuleuse substituons : prédisposés à la tuberculose ou tuberculeux, et le fait est toujours vrai. Il est certain que le catarrhe uréthral blennorrhagique peut être le point de départ d'écoulements inguérissables chez un candidat à la tuberculose, dont la terminaison ultime est la découverte de noyaux bacillaires de la prostate. On tourne là dans un cercle dont on sort difficilement : la durée de l'écoulement est-elle cause du développement des bacilles, ou les bacilles à l'état naissant sont-ils cause de la blennorrhagie chronique? Les deux explications doivent être vraies; mais en présence d'un individu d'un tempérament lymphatique(?) atteint de blennorrhagie, soyez toujours réservé quant à votre pronostic.

L'arthritisme est encore un terrain délicat pour une blennorrhagie qui aura toujours une tendance à se prolonger; les changements de température influent beaucoup sur la marche d'une blennorrhagie et, dans une remarquable leçon faite il y a quelques années à la Charité, M. Diday rapportait une observation personnelle, où un vieil écoulement rebelle à tout traitement avait disparu par un voyage dans un pays chaud. Chez les goutteux atteints de catarrhe chronique de l'urèthre postérieur, on peut, par l'écart le plus léger du régime, voir survenir un écoulement purulent avec douleur cuisante du périnée.

Mais la constitution la plus dangereuse ou la plus apte à voir survenir les accidents d'uréthrite chronique est l'herpétisme, envisagé comme une névrose vaso-motrice et trophique (Lancereaux). A l'âge où s'attrape si facilement la blennorrhagie, de dix-huit à vingt-cinq ans, c'est l'âge où l'on voit, chez l'herpétique, apparaître toute une prédisposition aux congestions, fluxions, hémorrhoïdes ou hématuries, phénomènes qui feront trop facilement comprendre la durée, les récidives de blennorrhagies et surtout la facilité avec laquelle se perpétuera une blennorrhagie pour passer à l'état chronique.

Certains chirurgiens pensent que l'étroitesse du méat urinaire peut suffire à entretenir un écoulement et à expliquer sa chronicité; pour moi, je n'ai pas eu l'occasion de voir disparaître une uréthrite chronique par le débridement du méat, mais je n'hésite jamais à le pratiquer car je suis sûr de faciliter beaucoup ainsi le traitement.

Même remarque pour la petite bride ou le petit anneau que l'on rencontre à la partie profonde de la fosse naviculaire, et qui correspond très probablement au point de soudure de l'extrémité de la portion spongieuse de l'urèthre avec le canal creusé, d'avant en arrière, à travers le gland, par la lame épithéliale.

Les rétrécissements du canal de l'urèthre sont considérés par nombre de chirurgiens comme la cause la plus fréquente de la goutte militaire et de là ce principe : guérissez ce rétrécissement et vous guérirez l'écoulement chronique. Comme le dit avec beaucoup de raison Diday, chaque auteur, chaque praticien appréciera cette influence selon ses tendances, ses habitudes et surtout sa spécialité ; aussi je vous renvoie à un charmant dialogue entre urologiste et syphiligraphe, où notre spirituel confrère de Lyon a parfaitement posé la question dans son Traité des maladies vénériennes.

Mais si vous vous rappelez ce que je vous ai dit en parlant de l'anatomie pathologique, il est facile de comprendre qu'un rétrécissement ne peut avoir aucune influence sur l'uréthrite chronique. Le lieu d'élection des lésions de l'uréthrite chronique est à la région bulbeuse, un peu en avant du point où se trouvent les rétrécissements. Sur la planche II, on voit figures 4 et 5 des plaques érosives, granuleuses avec des infiltrats superficiels qui pourront être la cause d'uréthrite chronique, mais bien exceptionnellement le point de départ de rétrécissements; au contraire, la figure 6 montre bien la déformation du canal par des infiltrations profondes qui seront sûrement suivies de rétrécissements, mais il n'y a aucune lésion suintante de l'urèthre. En arrière d'un rétrécissement serré, il existe très souvent une altération de la muqueuse qui s'accompagne d'une légère sécrétion purulente, c'est cette sécrétion purulente que vous ferez disparaître en guérissant le rétrécissement, mais, s'il existe une vraie goutte militaire causée par les altérations que nous avons étudiées, c'est-à-dire des plaques granuleuses, le traitement que vous instituerez contre le rétrécissement ne pourra rien contre l'uréthrite chronique. Aussi soyez très prudents en fait de promesse de guérison, lorsque vous vous trouverez en présence de semblables malades.

Lorsque nous allons nous occuper de la symptomatologie de l'uréthrite chronique, vous verrez qu'il faut distinguer deux maladies presque distinctes, quoique pouvant exister simultanément, suivant que l'inflammation reste localisée dans l'urèthre antérieur ou qu'elle envahit l'urèthre postérieur.

La blennorrhagie est une maladie de l'urèthre antérieur ; livrée à ses propres forces, elle ne devrait jamais envahir l'urèthre postérieur, accident qui du reste n'est rien moins que prouvé. Sur quoi se base-t-on pour admettre cet envahissement de l'urèthre profond par l'inflammation ? sur les complications de cystite, de prostatite, d'épididymite, qu'il est très facile d'expliquer par ce processus ; on admet que l'inflammation, ayant une marche analogue à celle de l'érysipèle (Hunter), gagne la prostate dont elle envahit les follicules ou pénètre dans les canaux déférents dont le canal toujours ouvert lui offrirait un chemin pour arriver à l'épididyme, de même dans le canal prostatique pour expliquer la cystite. Cette marche très simple n'est pas mal-

heureusement très réelle, d'abord parce que chaque fois
qu'il y a eu de la cystite, il serait indispensable qu'il y eût
eu auparavant un peu de prostatite; de plus, pour l'épididymite, la clinique nous apprend que souvent le premier
point gonflé et douloureux est non pas la tête mais la queue
de l'épididyme, d'où l'inflammation part de bas en haut pour
envahir l'épididyme et le canal déférent. Comme le fait
remarquer Jamin dans sa thèse, on voit des individus atteints de cystite ou de prostatite, qui ne conservent nullement de traces d'uréthrite postérieure, ce qui devrait être
constant.

Je n'ai jamais cru à cette marche inflammatoire envahis-
sante pour expliquer les différentes complications de
l'uréthrite aiguë, et j'ai toujours vu là un phénomène de
même nature que pour les articulations. Ce n'est pas
aujourd'hui que nous abandonnerions nos idées; les recherches bactériologiques nous ont, en effet, démontré la
présence de ces infiniment petits, qui permettent d'expliquer plus clairement la genèse de ces accidents.

Mais si abandonnée à elle-même nous ne croyons pas
que l'uréthrite antérieure devienne naturellement postérieure, nous ne pouvons douter que nous rencontrons des
individus chez lesquels on trouve des symptômes indiquant
que l'urèthre postérieur est envahi par une inflammation
chronique développée sans grand fracas et sans qu'il soit
possible d'en rapporter le début à quelques complications
de prostatite ou de cystite aiguës.

Mon éminent collègue, M. le professeur Guyon, a toujours
soutenu qu'entre les deux segments du canal, il y a une telle
démarcation naturelle que, pour que l'inflammation puisse
la franchir, il faut toujours l'intervention d'une cause mé-

canique extérieure : injection mal faite, cathétérisme, etc.

Pour moi je n'ai jamais attaché grande importance à ces causes mécaniques, car je n'ai jamais constaté d'uréthrite postérieure se développant à la suite de cathétérisme fait en pleine blennorrhagie aiguë, et vu le nombre de blennorrhagies traitées par les injections, il semble que pas un malade ne pourrait éviter la contagion uréthrale profonde ; aussi suis-je beaucoup plus disposé à voir dans cet envahissement un résultat de lymphangite. Dans toute blennorrhagie aiguë le canal de l'urèthre est le siège de l'inflammation de tous les vaisseaux lymphatiques que l'étude de l'anatomie nous a montrés se continuer par les régions membraneuse et prostatique jusqu'aux ganglions situés près des vésicules séminales. Cette lymphangite pourra, à la longue, amener un état d'inflammation chronique qui développera, petit à petit, l'uréthrite postérieure, dont la marche pourra, je ne le nie pas, être considérablement activée par toutes les excitations extérieures et mécaniques.

II

SYMPTOMATOLOGIE.

De l'uréthrite chronique en général. — Aspect variable des malades. — Inutilité de la distinction de la blennorrhagie chronique et de la blennorrhée. — Mêmes maladies à des degrés différents. — Distinction de l'uréthrite antérieure et de l'uréthrite postérieure. — Inutilité de la distinction d'uréthrite bulbo-membraneuse des auteurs allemands. — Uréthrite chronique antérieure. — Uréthrite chronique postérieure.

Nous arrivons à la partie clinique de notre tâche, que les auteurs ont embrouillée au point de la rendre bien difficile. Qu'appelle-t-on uréthrite chronique, goutte militaire? La réponse est simple, si l'on s'en rapporte aux livres classiques : la goutte militaire est caractérisée par la présence, le matin au réveil, d'une goutte de pus perlant au méat. Si l'on veut perfectionner cette définition par trop concise, on l'augmentera sans plus de clarté ; acceptons-la pour ce qu'elle vaut et commençons par examiner sous quels aspects on peut rencontrer ce suintement chronique.

Lorsqu'on interroge beaucoup de malades, on voit que l'on peut diviser leurs récits en trois grandes classes : les uns vous disent qu'ils trouvent, tous les matins, une grosse goutte au méat, goutte qui se renouvelle toutes les trois ou quatre heures ; la couleur en est blanchâtre et souvent elle redevient jaune purulente sous l'influence d'une fatigue ou d'un excès.

Les seconds ne trouvent qu'une goutte légère collant les lèvres du méat le matin, et, dans le jour, rien, à moins d'être resté six ou sept heures sans uriner ; ils n'ont aucune irritation dans le canal et la goutte ou le collage purulent est d'un blanc laiteux. D'autres enfin, après huit ou dix heures sans miction, amènent avec le doigt, en pressant le long du canal, une goutte blanche transparente, filant entre les doigts et semblable à de la gomme.

Tous ces malades, lorsqu'on leur demande ce qu'ils ont, vous répondent qu'ils ont la goutte militaire ; je vous dirai tout de suite, mais nous y reviendrons plus loin, qu'il faut éliminer de l'uréthrite chronique, la troisième catégorie de ces malades. Ce n'est pas une maladie, c'est une hypersécrétion physiologique ; rien ne peut la modifier ni en plus ni en moins, ni comme couleur, ni comme transparence ; il faut savoir la reconnaître pour ne pas faire fausse route ; nous en ferons l'étude au diagnostic.

Mais entre les deux premières catégories de malades dont nous venons de parler, si nous prenons surtout les extrêmes, c'est-à-dire ceux à écoulement blanc jaunâtre existant pour ainsi dire perpétuellement au méat et ceux dont le méat est simplement collé par suite d'un suintement salissant à peine le linge, quel tableau peut se dérouler, que de variétés peut-on établir !

Aussi a-t-on cherché à faire des classifications. La plus importante a été de diviser en deux grandes classes cette longue maladie ; à la première on a donné le nom de blennorrhagie chronique, à la seconde, celui de blennorrhée ou goutte militaire. La blennorrhagie chronique aurait pour caractère de pouvoir repasser momentanément à l'état subaigu ; la blennorrhée aurait celui de repasser momentanément à l'état contagieux.

Je n'ai jamais été partisan de cette division, qui m'a toujours paru une division théorique et impossible à réaliser en pratique. Car comment et d'après quels symptômes pourra-t-on reconnaître qu'un écoulement datant de six mois ne reviendra pas à l'état subaigu, mais pourra redevenir contagieux sous une excitation quelconque? D'après ce que nous connaissons aujourd'hui en anatomie pathologique, un écoulement qui peut devenir contagieux, est un écoulement de même nature qu'un liquide saturé de poison, c'est une question de plus ou de moins.

Mais ce qui m'engage encore à ne pas accepter cette distinction, c'est qu'il faut toujours faire jouer un rôle important à l'inflammation chronique dans la blennorrhée ; aussi notre savant ami Jullien, en commençant l'étude de la blennorrhée, dit : « L'état chronique a pris insensiblement la place de l'état aigu, sans qu'il fût possible de dire juste où l'un a fini, où l'autre a commencé ». Et plus loin, au début de l'anatomie pathologique : « Les lésions qui causent et entretiennent la blennorrhée dérivent toutes de l'inflammation chronique », et quand on arrive au traitement, on retombe dans les mêmes formules.

Pour moi, je crois que cette classification de blennorrhagie chronique et de blennorrhée est tout à fait inutile ; c'est la même maladie à des degrés différents, avec les mêmes lésions plus ou moins étendues en superficie et en profondeur, avec des sécrétions variant suivant l'état du canal.

C'est au médecin, en présence du malade, à se rendre compte de l'âge de l'affection, de savoir quels sont les points lésés du canal, de deviner la profondeur des lésions et de reconnaître le retentissement que cette affection locale persistante a pu avoir sur la constitution générale. En un mot, soigner la goutte militaire avec tout le tact du clinicien et croire qu'on n'a pas tout fait en employant une série d'injections, quitte à la recommencer dans un autre sens, si l'on n'a pas réussi.

Nous allons retrouver, dans la symptomatologie de l'uréthrite chronique, cette dualité que je vous ai indiquée dans l'anatomie du canal de l'urèthre et que l'on rencontre à chaque pas dans l'histoire de cette maladie : un urèthre antérieur et un urèthre postérieur. Tout est différent comme origine, comme structure, comme fonction, comme infection et, nous allons le voir, comme symptomatologie ; aussi est-il indispensable de décrire séparément l'uréthrite chronique, suivant qu'elle est antérieure ou postérieure ; cette dernière n'est jamais qu'une complication de l'uréthrite antérieure, cela est vrai ; mais il est indispensable de l'étudier séparément.

Lorsque nous nous sommes occupés de l'anatomie pathologique, nous avons vu que les lésions avaient une tendance à se cantonner dans la région du bulbe, et en avant de l'aponévrose de Carcassonne ; l'uréthrite chronique antérieure s'étendra donc du méat à l'aponévrose moyenne, c'est-à-dire qu'elle comprendra, dans sa symptomatologie, tous les phénomènes qui auront pour siège la région bulbeuse, tandis que l'uréthrite postérieure comprendra tous les phénomènes qui se passeront, en arrière de l'aponévrose, dans la région membrano-prostatique.

Si j'insiste sur cette classification qui a surtout été professée par M. le prof. F. Guyon et son école, c'est qu'en Allemagne on a divisé l'uréthrite chronique en trois tronçons : l'uréthrite de la portion pénienne, l'uréthrite de la portion bulbo-membraneuse et l'uréthrite de la portion prostatique.

Je ne comprends nullement la raison pour laquelle Finger et autres ont créé cette uréthrite bulbo-membraneuse ; suivant eux, dans ce genre d'uréthrite, il y a une si légère suppuration qu'elle passe inaperçue et que certains individus un peu inattentifs, peuvent en être atteints et se croire guéris. Mais cette erreur se présente dans d'autres circonstances, et je trouve qu'il y a un inconvénient à créer une espèce de département fictif qni ne repose ni sur l'anatomie ni sur la pathologie. Je sais bien que les auteurs allemands font rentrer, dans l'anatomie pathologique de cette région, tous les rétrécissements de l'urèthre ; on peut le faire sans créer une région bulbo-membraneuse. D'après ce que nous avons vu, un rétrécissement a toujours pour point de départ les infiltrats qui se développent pendant l'inflammation aiguë, et nous

savons que jamais ces infiltrats ne se produisent en arrière de l'aponévrose moyenne, c'est-à-dire dans la région
membraneuse; il n'y a donc aucune utilité à décrire une
uréthrite bulbo-membraneuse.

Ce qui me confirme encore dans mon opinion, c'est que
je ne vois pas du tout que cette division anatomique soit
de la moindre utilité pour l'explication d'un fait que les
recherches récentes ont mis en évidence. De tout temps on
avait admis que toute sécrétion uréthrale venait apparaître
au méat; les recherches modernes, au contraire, ont bien
prouvé que les sécrétions de la région antérieure venaient
au méat, mais qu'il n'en était plus de même de celles de la
région profonde, c'est-à-dire de la région membraneuse et
prostatique. Lorsque les sécrétions de cette région sont
abondantes, elles refluent vers la partie profonde et s'écoulent dans la vessie. En admettant une région bulbo-membraneuse, on embrouille simplement les faits sans utilité
pratique ou scientifique.

Uréthrite chronique antérieure. — Qu'appelle-t-on uréthrite chronique antérieure? Pour la plupart des chirurgiens c'est une *éternisation* de la forme finale muqueuse de
l'uréthrite aiguë dans une partie circonscrite de l'urèthre.

L'uréthrite chronique a été toujours précédée d'une
blennorrhagie aiguë dont les symptômes se sont atténués
plus ou moins lentement, soit sous l'influence d'une thérapeutique quelconque, soit sous l'influence du temps seul.
A quel moment se fait le passage de la blennorrhagie aiguë
presque guérie à la blennorrhée; c'est difficile à dire, le
passage est insaisissable, et surtout il serait presque impossible de le définir; car lorsqu'on lit des observations de

blennorrhée, on constate que, pendant des années, il s'est produit une série d'alternatives qui empêchaient une démarcation sérieuse. Cette transformation de l'uréthrite aiguë en uréthrite chronique est due à une suite de processus morbides.

Les symptômes subjectifs de l'uréthrite chronique antérieure sont presque insignifiants : un peu de chaleur au méat, quelquefois une légère brûlure dont la cause est différente suivant les auteurs.

Dans Finger, on trouve cette phrase qui a bien sa saveur germanique : cette brûlure en urinant s'explique par *la jeune bière* qu'on a bue la veille.

Les symptômes objectifs sont plus importants; ils portent sur la purulence du canal et sur les troubles de l'urine.

L'aspect le plus fréquent sous lequel se présente la purulence du canal, est celui qui a fait donner le nom à la maladie; c'est une goutte que le malade aperçoit le matin à l'extrémité de la verge et que certains auteurs nomment vulgairement « goutte du bonjour ».

Cette goutte est assez variable : le plus ordinairement blanc jaunâtre, blanc laiteux, assez liquide pour être facilement enlevée par le contact du linge; d'autrefois c'est un véritable bouchon qu'il faut vraiment détacher des lèvres du méat, ou une simple colle qui les agglutine.

Entre ces deux extrêmes, que de situations intermédiaires pouvant faire varier le tableau à l'infini, surtout si nous faisons intervenir le temps écoulé entre deux examens! La présence de la goutte est l'indice de grandes plaques uréthrales encore hypérémiées, le méat simplement collé indique une diminution profonde en étendue et en sécrétion; de là deux formes importantes à distinguer, surtout à propos de la thérapeutique, que nous désignerons sous les noms de *forme catarrhale* et *forme sèche*.

Ces phénomènes qui accompagnent la suppuration de l'urèthre tiennent à une simple question de loi de la pesanteur ; toute gouttelette purulente, libre dans le canal de l'urèthre antérieur, a une tendance fatale à s'écouler par le méat, mais si la production du pus est insignifiante, ce pus reste adhérent aux parois du canal et n'a aucune tendance à apparaître au méat ; aussi un malade, dans de telles circonstances, pourrait-il parfaitement se croire guéri si les troubles de l'urine n'apportaient au chirurgien un moyen important de diagnostic.

Ces changements d'aspect de l'urine vous sont faciles à constater à la consultation ; car, inquiets des troubles de leurs urines, les malades, qui viennent consulter pour un vieil écoulement, arrivent généralement munis d'un échantillon de leur urine. Dans ces cas l'urine est très variable ; souvent elle est trouble, avec ou sans dépôt ; quelquefois elle est louche et l'on y voit flotter des filaments soit courts, soit longs, soit floconneux ; d'autres fois elle est claire avec quelques pointillés ou filaments. Toutes ces variations ne sont que l'expression de lésions plus ou moins étendues ; aussi peuvent-elles varier à l'infini.

Pour se rendre compte de leur importance clinique et diagnostique, il faut savoir comment on doit les rechercher et quelle déduction on doit en tirer.

Ce n'est pas dans un seul verre qu'on fait uriner le malade, mais dans deux verres (expériences de Thompson). On l'engage lorsqu'il pissera le matin à son réveil, à uriner environ la moitié du contenu de sa vessie dans le premier verre et l'autre moitié dans le second.

Par ce procédé que fait-on ? Le premier jet d'urine lave le canal et entraîne tout ce qui peut s'y trouver ; le second jet passe dans un canal nettoyé.

Théoriquement, dans une uréthrite chronique antérieure on devrait toujours trouver le premier verre rempli d'un liquide louche et le second d'un liquide clair.

1ᵉʳ verre. Urine louche.

2ᵉ verre. Urine claire.

Mais souvent on rencontre, dans le premier verre, une urine trouble, et, dans le second, une urine claire, avec des filaments dans les deux.

1ᵉʳ verre. Urine trouble avec filaments.

2ᵉ verre. Urine claire avec filaments.

On pourrait croire à une erreur, mais nullement, et voici l'interprétation qu'il faut en tirer. Lorsque l'écoulement est abondant et peu épais, le premier jet d'urine suffit pour laver le canal et tout emporter : aussi le second jet apporte-t-il une urine claire. Mais si la maladie est plus avancée, le pus est moins abondant, il reste collé aux parois et ne se laisse pas entraîner d'un premier jet ; aussi celui-ci n'a-t-il que le trop-plein de l'écoulement libre dans le canal, et le second jet entraîne-t-il les filaments, les débris qui, collés aux parois, ne se sont laissé expulser qu'avec peine.

Ce procédé des deux verres est expéditif, mais il faut encore savoir l'expliquer. Nous en reparlerons en étudiant les phénomènes de l'uréthrite postérieure et des cystites. Il permet, en somme, de reconnaître facilement le point de départ de la suppuration, recherche que l'on peut encore faire soit avec la bougie à boule, soit par le nettoyage de l'avant-canal.

On prend une bougie à boule n° 18 ou 20, qu'on introduit sans corps gras dans l'urèthre jusqu'à la région bulbeuse ; arrivée à cette région, on fait tourner la boule, qu'on retire ; suivant l'état du canal, le talon de la boule est recouvert ou non de grumeaux muqueux ou purulents.

Le nettoyage du canal se fait avec un tube en caoutchouc introduit jusqu'au bulbe ; avec un jet d'eau boriquée, on lave d'arrière en avant tout le canal et, en examinant l'eau sortie, on constate la présence ou l'absence de pus.

D'après ce que nous savons, tous ces différents caractères ne dépendent que de l'état du canal ; aussi lorsque la suppuration est encore assez abondante pour apparaître à l'état de goutte, on n'a aucun besoin du microscope pour le reconnaître. Lorsque, au contraire, tout se tarit et se réduit à des filaments, le microscope permet de reconnaître deux formes : première forme à fils courts, blancs, formée d'une quantité d'éléments cellulaires, qui prennent l'aspect pointillé, véritable hachure de paille ; seconde forme à filaments plus longs, formant de petits nuages composés de mucosités entourant des éléments cellulaires composés de globules de pus, de plaques épithéliales : vessie ou urèthre.

Aussi vous voyez que ces filaments peuvent beaucoup varier : de simples plaques épithéliales de l'urèthre et des nuages comprenant du pus des cellules de tout genre.

Une question importante dans l'étude de ces sécrétions uréthrales est de savoir si, dans ce liquide d'uréthrite chronique, on trouve des gonocoques.

Vous avez vu précédemment que si on suit le travail du liquide purulent blennorrhagique aigu, il arrive un moment où le gonocoque disparaît complètement. Aussi n'y en a-t-il aucun, en général, dans le liquide de la goutte militaire.

Mais on rencontre souvent dans l'urèthre beaucoup d'autres micro-organismes ; en 1887, Lustargten et Mannaberg affirmaient avoir trouvé dans *l'urine normale* des microbes semblables au gonocoque[1]. L'important serait de savoir si ce microbe se comporte, dans un urèthre enflammé, comme le gonocoque et, sur ce point, notre ignorance est complète. Il peut arriver que, dans un liquide d'uréthrite chronique, où l'on ne trouve plus de gonocoque au microscope, on voie, sous l'influence d'une excitation locale, une exacerbation se produire, qui chasse les autres micro-organismes et permette à des gonocoques enfouis dans la muqueuse, de réapparaître et de repulluler de nouveau. Cette réapparition n'est pas constante et, malgré une nouvelle inflammation, il ne se fait pas de nouvelle poussée de gonocoques, mais on voit apparaître d'autres micro-organismes saprophytes qui ne semblent avoir aucun rapport avec l'uréthrite chronique. Ces différences donnent probablement l'explication de la contagiosité de la goutte militaire.

D'après Bumm, en effet, les rechutes de la blennorrhagie proviennent de ce que les gonocoques sont peu à peu refoulés par la production des cellules embryonnaires nouvelles de l'intérieur vers l'extérieur. On comprend donc qu'à la suite d'une poussée aiguë, provoquée artificiellement, il puisse se former des crevasses dans ces tissus nouveaux ; elles donnent ainsi passage au gonocoque contenu dans les cellules de la muqueuse uréthrale, et lui permettent de pénétrer plus profondément. Mais il n'est pas nécessaire d'admettre que le gonocoque, perdant de

---

1. Opinion qui est en désaccord avec ce que nous savons au sujet des urines qui, à l'état normal, ne contiennent aucune micro-organisme et sont aseptiques.

sa virulence, puisse transmettre directement une uréthrite sous la forme chronique. Cette perte de virulence
n'est pas douteuse ; elle peut tenir au traitement ou à
certaine modification du tissu conjonctif qui, par sa transformation, ne donne plus aux gonocoques les conditions
nécessaires à leur développement et les rend de moins
en moins virulents.

Uréthrite chronique postérieure. — L'histoire de l'uréthrite chronique postérieure a donné lieu depuis dix ans
à beaucoup de travaux, dont le point de départ date d'une
thèse française, celle d'un ancien interne des hôpitaux, le
Dr Jamin, thèse faite sous l'inspiration du professeur Guyon.

C'est depuis cette publication que l'uréthrite postérieure
chronique a été vraiment séparée de l'uréthrite antérieure,
et qu'il a été démontré qu'elle était beaucoup moins fréquente que celle-ci. Il a été aussi surtout démontré que
l'uréthrite chronique postérieure n'était jamais isolée et
que, lorsqu'elle existait, elle coïncidait toujours avec
l'uréthrite chronique antérieure.

Comme nous l'avons vu en parlant de l'étiologie, l'uréthrite chronique postérieure débute toujours dans le cours
d'une uréthrite antérieure.

Peut-elle être la conséquence de complications déve-
loppées du côté de la partie profonde du canal de l'urèthre
pendant une blennorrhagie aiguë, telles que cystite, tuméfaction prostatique, épididymite ou funiculite ; c'est possible, mais ce n'est rien moins que sur, car nous voyons le
plus souvent tous ces accidents évoluer et guérir sans laisser
la moindre trace d'uréthrite postérieure.

L'uréthrite postérieure se développe lentement, insidieusement, par un premier symptôme que nous allons étudier et qui débute imperceptiblement; aussi suis-je très disposé à penser que le processus lymphatique chronique par lequel j'explique le développement de l'uréthrite chronique est plus vrai que les autres théories; car une injection mal faite ou la contamination de l'urèthre postérieur par le pus blennorrhagique, porté par une boule, devraient s'affirmer par une explosion aiguë d'uréthrite, or il n'en est rien.

Je le répète, le début de l'uréthrite postérieure chronique se fait lentement, et les malades ne viennent vous consulter, le plus ordinairement, que lorsque la maladie existe depuis longtemps et a déjà fait des ravages localement et, souvent, lorsque l'état général est atteint.

Lorsqu'on interroge un malade atteint d'uréthrite postérieure et qu'on cherche à débrouiller son histoire, on reconnaît que le premier symptôme est un peu de fréquence dans la miction qui a lieu toutes les heures et demie, toutes les heures.

Ces besoins d'uriner deviennent plus fréquents, et présentent des modifications curieuses après la défécation et le coït. Après la défécation, les malades ne sont nullement soulagés; ils éprouvent au contraire un besoin impérieux d'uriner et, comme ils n'ont plus dans la vessie d'urine, qui a été évacuée pendant la défécation, ils souffrent jusqu'à la miction suivante.

A la suite du coït, ils éprouvent quelques symptômes analogues, mais qui doivent tenir à des troubles de contractilité de la région membraneuse.

Sous l'influence de cette irritation de la région, il se produit une sécrétion muco-purulente qui ne se traduit par aucun écoulement uréthral. Ce liquide clair, muqueux au début, puis purulent, ne peut en aucune façon, comme nous le savons, franchir l'aponévrose moyenne ; mais, ce que les recherches modernes nous ont appris, il remonte vers la partie profonde et, par ce reflux, il va tomber dans la vessie.

Aussi je crois peu à l'accumulation de ce liquide muco-purulent entre le col vésical et le sphincter membraneux, accumulation qui finirait par forcer le sphincter membraneux à s'entr'ouvrir et à laisser passer une masse plus ou moins considérable de pus qui viendrait apparaître au méat ; phénomène que l'on a comparé à une petite éjaculation.

Pour moi, il y a là une mauvaise interprétation ; si cette petite éjaculation, que l'on dit s'accompagner de chatouillements et de titillations, existait, ce serait la négation de toutes les recherches modernes sur l'urèthre postérieur. Aussi je pense que sous l'influence de l'inflammation de l'urèthre postérieur, de ce chatouillement produit par la sécrétion, il doit y avoir contraction des muscles bulbo-caverneux, compression de la cavité du bulbe et sortie rapide, comme une éjaculation, d'un bouchon muqueux situé dans le bulbe qui, chassé dans l'urèthre, vient apparaître au méat.

Aussi l'expérience des verres donne-t-elle des résultats qu'il est bon de connaître, quoiqu'ils soient peu considérables, à moins d'être prévenu ; au lieu de deux verres, il est bon d'en prendre trois.

Le premier verre contient une urine trouble avec les flocons blennorrhagiques, preuve de l'uréthrite antérieure ; le deuxième, une urine assez claire, urine vésicale, et le troisième contient un dépôt qui sort dans les dernières

gouttes et n'est autre que le liquide membrano-prostatique reflué dans la vessie pendant le sommeil ou dans l'intervalle des mictions.

Ce reflux du liquide membrano-prostatique dans la vessie est encore peu connu et peu étudié; il faut cependant

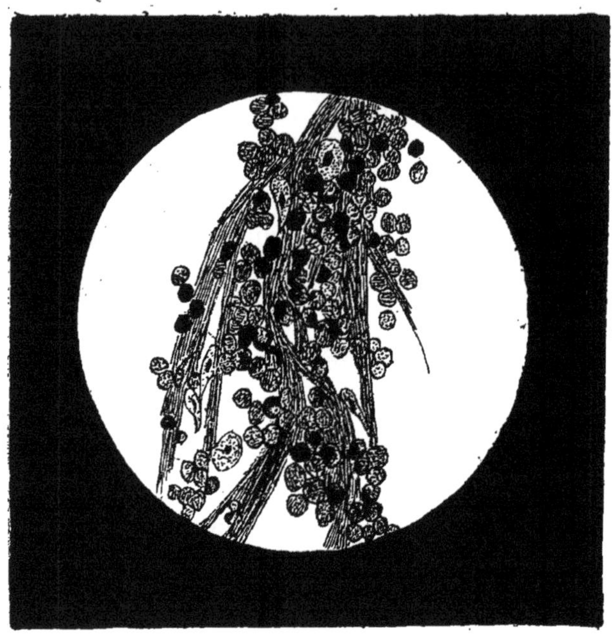

Fig. 6. — 1. Globules de pus. — 2. Cellules vésicales. — 3. Filaments muqueux
enrobant des globules de pus. — 4. Cellules embryonnaires contenant des microcoques.

savoir qu'il se produit pour ne pas le confondre avec les
dépôts de la cystite.

Outre cette donnée, l'expérience des verres donne un
résultat important. On trouve, dans le troisième verre,
de longs filaments, semblables à des paquets de vermicelle,
flottant dans l'urine dans lesquels on trouve, comme l'indique la figure 6, des globules de pus, des cellules vésicales,

mais, ce qui en fait peut-être un grand danger au point de vue contagion, ils contiennent des globules de pus et, surtout, des cellules contenant des microcoques. D'après ce que je vous ai dit au sujet des microbes qui peuvent se rencontrer dans l'urèthre, nous ne sommes pas encore assez fixés sur leur virulence ou non-virulence pour ne pas attacher une grande importance à la présence de ces filaments, lorsqu'il s'agit d'autoriser le mariage. Ces filaments ne sont pas simplement déposés sur la muqueuse, car le premier jet d'urine, balayant le canal membrano-prostatique, les eût entraînés ; ils y sont adhérents et, au lieu d'être entraînés par le jet d'urine, ils ne sont plus expulsés que par le dernier coup musculaire de la miction. Avec ces flocons, on trouve aussi (mais avec le microscope) dans les dernières gouttes d'urine, ainsi que les a décrits le premier Fürbringer, de petits bouchons en forme de virgules, composés de mucopus et d'épithélium cylindrique disposé en deux étages dont le supérieur envoie des prolongements en forme de mosaïque, pl. III, n° 2.

A cette période on entend déjà les malades se plaindre d'impuissance, de défaut de jouissance ou d'érections un peu soutenues.

On voit alors survenir des modifications dans les besoins d'uriner ; ils deviennent incessants, très douloureux à la fin de la miction, qui s'accompagne de quelques gouttes de sang ; les malades croient que leur vessie a diminué de capacité.

Si l'on examine la prostate par le toucher rectal, on trouve alors un commencement d'hypertrophie. On constate souvent un peu d'empâtement avec de petits grains durs qui ne sont autres que le gonflement des glandes prostatiques, et que l'on ne doit pas confondre avec les tubercules.

En introduisant une bougie à boule, on développe une certaine douleur, mais moins considérable que semblerait le faire croire la plainte du malade. Souvent le frottement de la boule ramène un peu de sang, ce qui s'explique facilement par les lésions que l'uréthroscope nous a permis de constater à ce degré qui n'est presque encore que du catarrhe simple ; c'est-à-dire des infiltrats superficiels, avec des plaques granuleuses qui saignent au moindre contact.

Si les symptômes de l'uréthrite chronique postérieure en restaient à ce degré, ils seraient peu importants et on en entendrait peu parler ; mais il survient bientôt un symptôme qui se rapproche beaucoup de la véritable prostatorrhée.

En même temps que d'un peu de pesanteur et de lourdeur au périnée, les malades se plaignent d'un écoulement liquide survenant particulièrement pendant la défécation et qu'ils croient être du sperme.

Il y a quelquefois, en effet, des spermatozoïdes, mais on peut dire que c'est l'exception ; ce liquide se compose d'un grand nombre de cellules épithéliales (Pl. III, n° 1), de cellules cylindriques (n° 2) et de leucocytes (n° 6). Mais ce qui permet de porter un diagnostic certain, c'est la présence de ces petits cylindres, auxquels on a donné le nom de virgules de Fürbringer (n° 2), dont je viens de vous parler et qui sont constitués par la paroi interne des conduits glandulaires de la prostate, enfin celle de cristaux de phosphate de spermine (n° 3).

Ces cristaux que vous voyez sur la belle planche que je dois à M. le Dr Bordas (n° 3), ont la forme de pierre à ai-

guiser et représentent les phosphates d'une base albuminoïde découverte par Scheirer en 1878. Cette base serait
un produit de sécrétion de la prostate qui communique-
rait au sperme, au moment de son passage, son odeur caractéristique.

La spermine de Scheirer serait identique à l'éthylène-
immine et les cristaux que l'on rencontre dans le liquide
de la prostatite chronique seraient, d'après Ladenburg,
une combinaison double qui répondrait à la formule

$$\left. \begin{array}{l} (C^2 H^4 Az H)^2 = Po^4 \\ (C^2 H^4 Az H)^2 = Po^4 \end{array} \right\rangle Ca$$

On obtient les cristaux de spermine en ayant soin de re-
cueillir le liquide prostatique exempt de toute trace
d'urine.

On étale une goutte du liquide prostatique sur une
lamelle et on ajoute une goutte de solution à 1 pour 100
de phosphate d'ammoniaque. En laissant ensuite sécher
lentement la préparation, on obtiendra de beaux cristaux
de phosphate de spermine[2].

Avec cet écoulement, qui survient pendant la défécation ou par la pression directe de la prostate, apparaît un
ensemble de phénomènes nerveux.

Les malades ont des sensations de brûlure dans l'urèthre et dans le rectum; ils se plaignent d'avoir au niveau du gland un cordon qui comprime le canal, et on voit
survenir des contractions réflexes des sphincters. Les douleurs s'irradient dans les plexus sacrés, dans les testicules,
l'anus et le périnée.

---

1. Comm. inédite du Dr Bordas.

A ce moment se manifestent souvent ces troubles nerveux qui conduisent à la neurasthénie avec affaiblissement général, trouble de l'appétit, douleurs de tête, palpitations, hypochondrie et quelquefois peuvent faire craindre le suicide.

Il faut donc bien connaître cette uréthrite chronique dont le début est si simple et dont la marche peut amener de si graves accidents.

Pendant le cours d'une uréthrite postérieure, surviennent quelquefois de la fièvre, des besoins impérieux d'uriner accompagnés de spasmes et de battements de feu, enfin un écoulement purulent; ce sont des poussées d'uréthrite aiguë profonde qui peuvent conduire à la formation d'abcès de la prostate, complication heureuse, car la guérison de l'abcès entraînera quelquefois celle de l'uréthrite chronique; par malheur ce n'est pas toujours vrai.

Avant de passer à l'étude du pronostic, du diagnostic et surtout de la thérapeutique de l'uréthrite chronique, soit antérieure, soit postérieure, je crois utile de vous résumer en quelques lignes les lésions et les symptômes qui nous ont permis de faire des distinctions et d'établir différentes formes.

Le passage de l'uréthrite aiguë à l'uréthrite chronique se fait insensiblement et sans qu'il soit possible de dire où l'une finit et où l'autre commence, aussi trouve-t-on dans l'uréthrite chronique deux formes :

1° La forme catarrhale : urines troubles mucilagineuses avec filaments, c'est-à-dire portion encore considérable de muqueuse congestionnée, granuleuse et atteinte d'hypersécrétion ;

2° Forme sèche : urine claire avec petits débris d'épithélium, c'est-à-dire lésions beaucoup plus limitées consistant en plaques granuleuses circonscrites et infiltrats intra-muqueux.

Enfin, à côté de ces deux formes qui s'accompagnent de sécrétion bien différente l'une de l'autre, mais qui se reconnaissent aux troubles de l'urine, je vous rappellerai les infiltrats profonds qui envahissent le tissu sous-muqueux, le corps spongieux. Ces infiltrats ne vous seront pas signalés par des troubles de l'urine, mais par des modifications dans la dilatabilité de l'urèthre et, par conséquent, dans la miction.

Dans la prochaine leçon, nous verrons l'importance de ces distinctions.

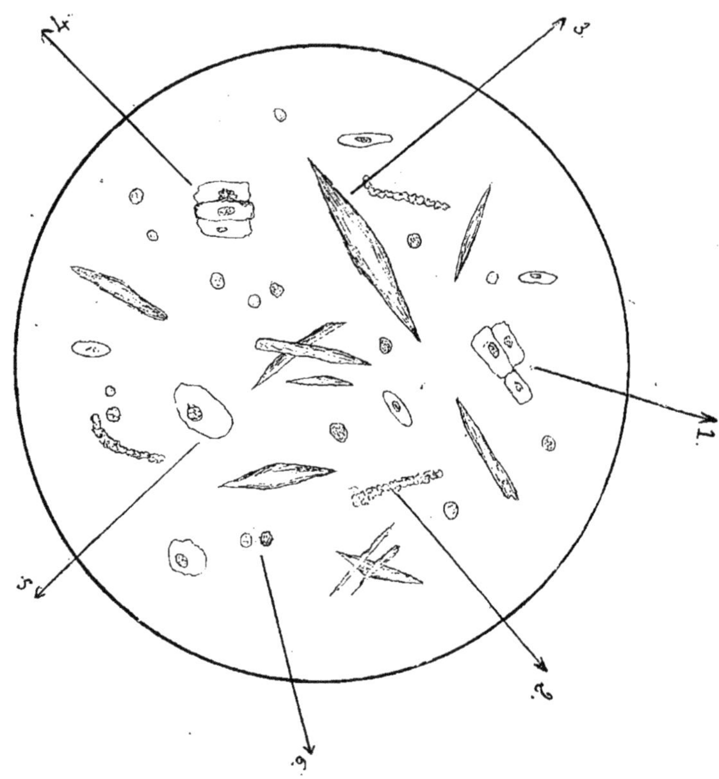

N° 1. Cellules épithéliales stratifiées.
   2. Cylindres provenant des glandes de la prostate.
      — Virgules de Furbringer.
   3. Cristaux de phosphate de spermine.
   4. Cellules épithéliales cylindriques.
   5. Cellules embryonnaires.
   6. Leucocytes.

QUATRIÈME LEÇON

I

PRONOSTIC

Sa gravité. - Poussées inflammatoires. — Névrose. — L'uréthrite chronique
est-elle cause des rétrécissements ? — Son importance au point de vue du
mariage.

Messieurs,

Le pronostic de l'uréthrite chronique est un des plus
ennuyeux pour le malade et un des plus désagréables pour
le médecin; voir revenir continuellement des clients pour
lesquels tout traitement semble inutile, est une des croix
de la profession. Aussi est-il nécessaire de bien connaître
tous les progrès de la thérapeutique, car les chances de
guérison seront plus considérables pour le médecin qui
sera bien pénétré de leur importance que pour celui qui
n'aura à sa disposition qu'une seringue à injections avec
une série de formules qu'il variera à l'infini.

Il y a certainement des uréthrites chroniques qui ne
guérissent jamais. Ricord a soigné un malade qui avait

6.

une goutte militaire depuis quarante ans, et Desormeaux depuis cinquante.

Lorsqu'un individu est atteint d'uréthrite chronique, il peut toujours à tous moments craindre des accidents tels que folliculite du canal, cowpérite, épididymite et, enfin, la cystite, ces deux derniers accidents tiennent à un envahissement de l'urèthre postérieur.

Provenant d'une uréthrite chronique, ces complications ne présentent aucun caractère particulier; elles évoluent, demandent un traitement ordinaire et n'amènent aucune modification dans l'état primitif.

Un des dangers de l'uréthrite chronique est la poussée que l'inflammation peut donner aux tubercules de la prostate, et c'est dans ce cas qu'il est important de bien connaître la marche de la tuberculose prostatique pour ne pas la confondre avec une cystite blennorrhagique ou inversement.

Les recrudescences d'uréthrite chronique sont un des côtés les plus curieux de la blennorrhée et, malheureusement, les malades n'y attachent le plus souvent aucune importance; ils ne voient là qu'une marche ordinaire de leur maladie, quoiqu'il faille y voir souvent la suite d'une nouvelle infection. Se croyant complètement guéri, parce qu'il reste quelque temps sans le moindre suintement, le malade a une rechute, sous l'influence d'une cause quelconque; elle guérit assez vite, et ainsi de suite. Quoique les nouvelles infections faiblissent en acuité et marchent plus lentement, elles sont de plus en plus opiniâtres et elles suffisent quelquefois pour convaincre le malade de la nécessité de se soigner.

A côté de ces malades aussi indifférents, il reste la grande quantité des malheureux nerveux pour lesquels, comme le disait Ricord, il faut ranger la blennorrhagie chronique dans la pathologie mentale.

Il faut voir ces malheureux n'ayant qu'une idée : examiner l'extrémité de leur verge pour savoir s'il y a une goutte ou si le méat est rouge ou vernissé ; tiraillant leur verge, appuyant, sur le canal, leur doigt depuis le périnée jusqu'au méat ou, examinant l'extrémité de la verge pendant les garde-robes, ils attendent avec anxiété une goutte qu'ils recueillent avec soin. Puis ils promènent partout cette goutte qui est un vrai cauchemar pour eux, très heureux de trouver un médecin pour leur affirmer que c'est une spermatorrhée.

Si ces malades ont la chance d'avoir de la fortune, on peut espérer la guérison par de grands voyages, par des changements de climat ; mais, le plus souvent, ils deviennent la proie des charlatans de la quatrième page des journaux ou des édifices publics, jusqu'au moment où, vieillis prématurément, ils deviennent des déséquilibrés justiciables des maisons d'aliénés ou des hypochondriaques qui vont jusqu'au suicide.

Un des côtés graves du pronostic de l'uréthrite chronique est, dit-on, le rétrécissement du canal de l'urèthre. Desruelle affirmait, il y a longtemps, que si l'on soignait mieux les blennorrhagies chroniques, on finirait par supprimer le rétrécissement.

Je ne partage pas cet avis, car les recherches nouvelles sont loin d'avoir confirmé les idées que l'on avait sur le rétrécissement.

Le point de départ était pour tous l'ulcération de la muqueuse, cause de l'écoulement chronique et cause de la cicatrice ; mais, aujourd'hui, ce n'est plus exact. Les érosions, les plaques granuleuses, qui sont la source de l'écoulement uréthral, guérissent, et si elles laissent quelques plaques sclérosées, elles ne deviennent jamais le point de départ de rétrécissement.

Le rétrécissement est produit par les infiltrations embryonnaires sous-muqueuses, pl. II, 6 ; la muqueuse n'y joue dans la majorité des cas aucun rôle, c'est ce que M. A. Guérin avait si bien démontré. Ces infiltrations profondes, comme nous le savons, subissent un travail de sclérose qui conduit lentement, mais infailliblement au rétrécissement, sans pour cela s'accompagner d'écoulement chronique. Comme nous l'avons vu, ces infiltrations sous-muqueuses peuvent nuire à la guérison des érosions, des plaques granuleuses, mais elles n'entretiennent pas de suppuration.

Il est donc impossible de dire que le rétrécissement est le côté sombre de l'uréthrite chronique, c'est celui de l'uréthrite aiguë ; c'est de cette période aiguë que datera le rétrécissement et la présence ou non de l'uréthrite chronique ne changera rien aux événements.

Si l'uréthrite chronique jouait un rôle dans l'étiologie du rétrécissement, on devrait toujours voir apparaître cet écoulement chronique entre la blennorrhagie aiguë et le rétrécissement, or il n'en est rien. L'individu, qui voit survenir des troubles de la miction, quinze, vingt ans après la première blennorrhagie aiguë, n'avait aucun écoulement lorsqu'il s'en est aperçu ; et on peut être sûr que son rétrécissement sera sérieux. L'autre, atteint d'uréthrite chronique depuis dix-huit mois, voit survenir des symptômes de rétrécissement, qui seront sans gravité, car écoulement et troubles de la miction tiennent à des plaques granuleuses qui guériront presque seules.

Combien voyons-nous d'individus atteints de rétrécissement avec écoulement chronique, dont la guérison du rétrécissement n'amène pas la guérison de l'écoulement? un nombre considérable; c'est donc bien la preuve que le rétrécissement ne dépend nullement de l'écoulement et réciproquement. Lorsqu'à la suite du traitement d'un rétrécissement, nous voyons guérir un écoulement chronique auquel malade et médecin donnent si facilement le nom de goutte militaire, examinons ce qui se passe. C'est toujours un écoulement chronique survenu le plus ordinairement depuis que le malade souffre de son rétrécissement et tenant à une altération du canal produite, comme nous le savons, derrière le rétrécissement. C'est dans ces cas que la guérison du rétrécissement entraînera la guérison de ce suintement qui n'a rien à voir avec l'uréthrite chronique.

J'ai vu souvent, dans un vieux canal de l'urèthre, trois sortes de lésions qui se suivaient : 1° une uréthrite chronique tenant à des plaques granuleuses ou érosives ; 2° un rétrécissement survenu à longue échéance, suite d'infiltration sous-muqueuse et intra-spongieuse ; 3° une altération de la muqueuse et de l'épithélium en amont du rétrécissement. Guérissez l'uréthrite, vous ne ferez rien pour le rétrécissement, et réciproquement.

Comme je viens de vous le rappeler, il y a bien des écoulements chroniques et des rétrécissements qui sont connexes, mais ceux-ci n'ont rien de grave ; la petite bride qui forme ce léger rétrécissement disparaît avec la lésion granuleuse, cause de l'uréthrite, et tout rentre dans l'ordre sans laisser de trace. Il y a là une simple question de diagnostic à poser et on doit agir en conséquence.

Le point le plus sérieux du pronostic de l'uréthrite chronique qui nous reste à examiner est celui de savoir si elle est contagieuse.

Cette question est toute nouvelle, elle date de dix ans et n'a pris un caractère vraiment scientifique que depuis la découverte du gonocoque ; jusque-là, la contagion de la goutte militaire était considérée comme nulle, et la permission de se marier était donnée sans crainte.

Les recherches gynécologiques ont changé et modifié tout cela, car les altérations trouvées dans l'utérus et ses annexes, salpingites avec gonocoques, ont prouvé que le gonocoque pouvait jouer un grand rôle, soit dans des accidents inflammatoires du vagin et de l'utérus, soit dans les chances de grossesse et, surtout, d'avortement.

Aussi cette question : dans quelles conditions peut-on autoriser le mariage à un individu atteint d'uréthrite chronique ? a pris aujourd'hui une telle importance, qu'il faut tâcher de pouvoir la résoudre.

Neisser, le premier, a cherché des notions scientifiques pour résoudre cette question ; car pour lui la véritable blennorrhée ne doit pas contenir de gonocoques.

Il faut étudier, pour résoudre cette question, chaque cas en particulier et ne pas adopter une règle générale. Il y a un point important à mettre en évidence, c'est qu'emportées par les urines les sécrétions pathologiques ont besoin d'un temps assez long pour se reproduire, d'où il suit qu'un coït, pratiqué par une personne infectée, n'entraîne pas forcément une infection et que des coïts renouvelés y prédisposent beaucoup au contraire,

Il faut, avant d'autoriser le mariage, suivre pendant plusieurs mois l'individu, examiner souvent son urèthre et son urine, être bien sûr que les petits fils qui se trouvent dans son urine ne contiennent que de l'épithélium et pas de pus. Avoir la preuve que le moindre excès n'amène pas une recrudescence de l'écoulement est là le point vraiment important, car il faut pouvoir affirmer qu'après certaines excitations, on ne trouvera jamais soit du pus, soit des gonocoques (p. 78) dans les filaments ou flocons qui flottent dans les urines à la fin d'uréthrites chroniques. Il y a peu de mois, un de nos savants collègues, le Dr Bazy, publiait un excellent travail sur cette question, appuyé sur des observations où cette contagion était évidente ; mais, dans deux cas, il était noté que depuis le mariage l'écoulement, sous l'influence des premiers rapports, avait augmenté et la contagion n'était pas douteuse.

Je crois que lorsqu'on a étudié avec soin, pendant plusieurs mois, un individu atteint d'uréthrite chronique et qu'on n'a pu constater aucune modification dans ses urines qui se sont toujours présentées claires ou avec quelques fils uréthraux (hachures de paille, p. 76), on a le droit de l'autoriser à se marier ; mais il est indispensable de lui donner certains conseils : ainsi, de ne jamais chercher des rapports sans avoir pris la peine d'uriner ; de ne pas croire qu'un mari est forcé de sacrifier à tout moment sur ce nouvel autel ; d'éviter avec soin les rapports du matin, qui ont plus de chances d'entraîner une éjaculation infectée. Grâce à ces précautions, un homme infecté pourra éviter nombre d'accidents, car il sera dans des conditions où la contamination sera presque impossible.

Ajoutons encore que la première recommandation à faire pour éviter semblable danger est de ne pas aller chercher, dans d'anciens foyers *amis,* une nouvelle infection que médecin et malade aiment à considérer comme une recrudescence lorsque ce n'est autre chose qu'une nouvelle infection pour laquelle les flueurs blanches de la jeune mariée n'ont joué aucun rôle (Al. Guérin).

II

DIAGNOSTIC

Importance de l'étude détaillée de l'histoire du malade. — Des écoulements arthritiques, herpétiques. — Suintement muqueux ou urorrhée *ex libidine.* — Y a-t-il rétrécissement? — Diagnostic de l'uréthrite antérieure et de l'uréthrite postérieure. — Phosphaturie.

Le diagnostic de l'uréthrite chronique n'est pas toujours aussi simple qu'on pourrait le supposer ; car bien d'autres lésions peuvent donner lieu à un écoulement intermittent pour lequel le canal ne sert que de passage et n'est aucunement agent producteur.

Aussi il faut d'abord obtenir, si c'est possible, du malade, une histoire détaillée des accidents qui se sont déroulés, et malheureusement son ignorance, son désir de se faire illusion, sa crainte même, le lancent dans des récits à perte de vue où la vérité est difficile à élucider.

Un examen direct de la verge vous permettra de reconnaître si un point dur, le long du canal, peut faire croire à une folliculite ou à une cowpérite ; demandez avec soin s'il y a eu des accidents du côté du testicule, ou si la chaudepisse n'est pas tombée dans les bourses, expression plus familière aux gens du peuple qui facilitera votre enquête ; enfin, tâchez de savoir si des hémorrhagies ont eu lieu. Après cet examen vous vous rendrez compté des régions qui ont pu être envahies et, surtout, vous pourrez facilement rechercher si la suppuration dont on vous parle provient des suites de ces accidents.

Quelquefois vous trouverez une verge dure, résistante, semblant diminuée de volume (Ricord), à la suite d'une inflammation chronique étendue.

Après avoir éliminé toutes ces causes d'erreur, nous arrivons à admettre que l'écoulement a bien pour origine la muqueuse du canal de l'urèthre; il faut alors se demander quelle en est la cause.

Tient-il à une ancienne blennorrhagie aiguë ou à une manifestation d'un état général : lymphatisme, tuberculose, herpétisme, arthritisme ou à un état physiologique de la muqueuse?

Pour arriver à débrouiller ce problème, il faut s'appuyer principalement sur la marche des accidents.

Un individu se présente à vous avec un petit écoulement séreux, incolore, survenu depuis quelques jours à la suite d'un léger chatouillement; cet homme vous racontera qu'il a bien eu, il y a longtemps, une blennorrhagie qui a fort bien guéri, mais que, depuis quelque temps, il a remarqué de petits suintements du côté de l'urèthre survenus à la suite de douleurs rhumatismales, de poussées d'herpès sur la verge ou sur le prépuce; que jamais cet écoulement n'a amené de troubles de l'urine.

En interrogeant votre malade sur sa constitution, vous reconnaîtrez facilement un arthritique, ou plutôt un herpétique comme je vous en ai parlé à propos de l'influence de la constitution sur l'étiologie de l'uréthrite chronique. Il ne faudra pas recourir à un traitement local, mais à un traitement général pour guérir ce petit écoulement qui est tout à fait sous la dépendance d'un état général et qui reviendra souvent sous l'influence d'un changement de température ou d'un excès de nourriture.

Chez les arthritiques véritables, on voit quelquefois, si un écart de régime a occasionné une sécrétion abondante d'urine acide, apparaître une douleur très vive au périnée, avec un écoulement purulent et une grande irritabilité vésicale; c'est ce que les goutteux, qui connaissent cet accident, appellent *goutte de l'urèthre*. En examinant le périnée, on constate une prostate tendue, gonflée, sensible, qu'il faut bien savoir reconnaître, car soignés par les moyens ordinaires les accidents persistent, et traités par les alcalins ou le colchique ils cèdent rapidement.

Un autre écoulement dont je vous ai déjà parlé et que j'ai de suite éliminé de l'histoire de l'uréthrite chronique, c'est le *suintement muqueux* de Diday, l'*urorrhée ex libidine* de Fürbringer: véritable écoulement physiologique de l'urèthre semblable à de l'eau claire visqueuse, dans lequel on trouve des débris d'épithélium, jamais de pus, quelques cocci ou bactéries, et jamais de gonocoques. Lorsqu'on prend cette goutte, elle file de 5 ou 6 centimètres entre les doigts et ne trouble jamais l'urine. Souvent l'onanisme ou les excès sexuels occasionnent une hypersécrétion, mais ce n'est pas absolu. Il est important de diagnostiquer rapidement ce suintement, car un traitement entrepris mal à propos est susceptible d'introduire dans le canal des micro-organismes capables de provoquer une desquammation qui s'accroît continuellement.

Cet accident, sans aucune gravité, est souvent un supplice pour les malades qui veulent à tout prix en être débarrassés; aussi faut-il être réservé pour promettre quelques résultats. C'est surtout au traitement général, à l'hydrothérapie, aux toniques, aux amers, qu'on devra s'adresser, et je n'ai aucune confiance dans les injections médicamenteuses et surtout dans celles de sublimé au 1/4000. A côté des malades atteints de suintement muqueux, on pourrait placer ceux qui croient à l'existence d'un écoulement, parce qu'ils voient un aspect brillant de la fosse naviculaire, espèce de reflet qu'ils obtiennent en faisant tomber un rayon lumineux sur un point de cette région.

Tout éliminé, nous arrivons à conclure que l'écoulement est bien une uréthrite chronique. Avons-nous quelques signes qui permettent de l'affirmer? En général, nous devons trouver du pus, car les autres sécrétions, composées de débris d'épithélium, ne sont pas toujours blennorrhagiques, et quelquefois des gonocoques. Dans quelques cas il y a en effet des gonocoques en telle quantité qu'il ne peut y avoir aucun doute, mais cela est l'exception; dans la majorité des cas, ils sont si peu nombreux qu'on ne pourrait rien affirmer sans avoir provoqué une recrudescence par quelques irritations extérieures. Dans un troisième cas, comme nous l'avons vu, le gonocoque a complètement disparu; il est impossible, malgré toutes les recherches, de rien reconnaître; c'est donc par l'histoire du malade, par l'examen fait avec l'endoscope ou la bougie qu'on peut l'affirmer.

La première question qui se pose est de savoir quel est l'état du canal et surtout s'il y a un rétrécissement.

Si vous vous rappelez ce que je vous ai dit en parlant des rétrécissements, je ne crois pas que l'uréthrite chronique soit sous l'influence du rétrécissement; pour moi, l'uréthrite chronique et le rétrécissement sont deux affections connexes, et se compliquant l'une par l'autre. Guérir l'uréthrite ne guérira jamais le rétrécissement, et réciproquement, à moins que l'écoulement ne soit dû à une lésion postérieure au rétrécissement.

Il est cependant indispensable de reconnaître le rétrécissement et de le guérir avant toute chose; d'abord pour éviter des accidents que sa présence peut occasionner, ensuite pour faciliter l'examen du canal et de ses lésions et rendre au canal son calibre, son élasticité normale, ce qui facilitera le traitement de l'uréthrite chronique.

Pour reconnaître un rétrécissement, vous trouverez partout que l'explorateur à boule est le meilleur des instruments[1].

Je reproche à cet instrument de développer facilement un spasme du canal, de tromper ainsi sur le calibre de l'urèthre en voyant une boule n° X être arrêtée au rétrécissement, quand, le lendemain ou quelques heures plus tard, une bougie, plus volumineuse que la boule, passera facilement; de plus, lorsqu'on a un rétrécissement un peu étroit, de ne pas trouver une boule assez fine.

Il y a là une cause d'erreur des plus désagréables. Aussi ai-je toujours pour habitude d'examiner d'abord avec une bougie olivaire ordinaire, dont le serrement m'indiquera le calibre du canal, et ce n'est qu'ensuite que je cherche la confirmation de mon examen par la recherche avec la bougie à boule. C'est avec elle que je chercherai la dis-

---

1. En France nous sommes peu partisans des uréthromètres, instruments destinés à donner la dimension des rétrécissements. Ce sont des espèces de divulseurs que je considère comme inutiles pour le diagnostic.

tance, le nombre, la longueur du ou des rétrécissements, et que je connaîtrai l'état du canal en arrière des points rétrécis.

Si vous reconnaissez un rétrécissement, avant d'aller plus loin, guérissez-le, puis ensuite vous traiterez l'uréthrite chronique; si, au contraire, vous ne trouvez pas de rétrécissement, vous devez rechercher l'état du canal et bien vous rendre compte quel est le degré d'acuité du mal et quelle en est sa localisation.

L'examen le plus superficiel des urines vous donnera un renseignement sur l'acuité du mal : des urines louches contenant du pus et des flocons vous indiqueront un canal malade depuis peu de temps, dans lequel, à côté de points d'inflamamation chronique, se trouvent de grandes parties de la muqueuse étant le siège d'hyperhémie et d'hypersécrétion ; de l'urine claire avec quelques filaments en suspension indique une affection plus ancienne dont la lésion consiste en un foyer en voie de régression.

L'écoulement purulent de l'urèthre, l'agglutination du méat indiquent facilement que l'urèthre antérieur est envahi; des troubles muqueux de l'urine, avec grands filaments contenant des virgules de Fürbringer, indiquent l'envahissement de l'urèthre postérieur.

Mais il peut arriver que l'uréthrite postérieure soit légère et ne sécrète pas une assez grande quantité de liquide pour qu'il puisse refluer dans la vessie ou pour que les flocons et les virgules de Fürbringer ne puissent se détacher. On passerait ainsi à côté du diagnostic et, à plus forte raison, à côté du traitement.

Il faut, dans ces cas, recourir à l'exploration avec la bougie à boule; c'est elle qui permettra souvent de détacher des filaments trop adhérents, donnera bien la sensation de douleurs ; et si, à plusieurs reprises, le malade localise la douleur aux mêmes points, il faudra bien admettre que ces points sont atteints d'uréthrite chronique.

En introduisant la bougie, on éprouvera une sensation d'inégalité aux endroits où siège l'hyperplasie du tissu conjonctif. Les infiltrations superficielles exercent une très légère résistance qu'une sonde quelconque pourra presque faire reconnaître ; pour les infiltrations profondes la résistance est plus grande ; aussi faut-il, pour conclure à l'intégrité du canal, pouvoir y faire passer des numéros assez élevés.

Enfin, si cette exploration ne suffit pas, il faut avoir recours à l'uréthroscope ; mais cet examen est délicat, il faut le faire avec une grande précaution, aussi ne peut-il être fait sans étude préalable assez longue et toujours difficile.

Peut-on confondre l'uréthrite chronique avec le catarrhe de la vessie ? Oui, certainement ; mais la marche de la maladie, l'aspect du premier jet d'urine, la douleur à la fin de la miction, qui se prolonge longtemps après, vous guideront facilement.

Une erreur qu'on peut commettre est de croire, pendant le cours d'une uréthrite chronique, à une complication de cystite, parce qu'on trouve une urine trouble d'un blanc de lait, avec une teinte verdâtre. Par le repos il se produit un dépôt composé de sédiment avec de petits flocons. Si l'on examine ce dépôt, on trouve qu'il se compose de phosphate de chaux et de carbonate de chaux ; le premier à l'état de masse amorphe, le second à l'état de cristaux. La réaction est très faiblement acide.

même un peu alcaline, ce qui ferait croire à une cystite ; mais il suffit d'ajouter au dépôt quelques gouttes d'acide acétique pour lever tous les doutes ; le phosphate de chaux se dissout et l'urine redevient claire.

Cet état, que l'on a décrit sous le nom de *phosphaturie*, tient à l'insuffisance d'acidité des urines qui ne peuvent maintenir en état de dissolution les principes constitutifs, ou à une augmentation de production de phosphates sous l'influence d'un *état nerveux* ; souvent la phosphaturie est intermittente et un malade qui rendra, en se réveillant, des urines très claires, verra, quelques heures après le premier repas, ses urines être troubles. Pour parer à cette disposition, il ne faut pas trop prescrire d'eaux alcalines à ses malades et ne pas les priver trop longtemps d'une nourriture salée ou acide. Lorsque les phosphates sont très abondants dans le dépôt, les mictions sont souvent douloureuses avec une sensation de brûlure, et le meilleur régime, pour faire cesser cet accident, est celui composé de végétaux acides avec un peu d'acide lactique versé dans un demi-verre de sodawater, tous les jours. La phosphaturie ne modifie en rien le pronostic de l'uréthrite chronique.

Pour terminer le diagnostic différentiel de l'uréthrite chronique, je vous rappellerai que, dans la tuberculose de la prostate, cet organe est dur et bourré de petits noyaux granuleux ; mais qu'en outre cette affection commence le plus ordinairement par une hématurie survenant brusquement sans prodrome à la fin d'une miction. L'examen des vésicules séminales, des testicules, des poumons, complétera malheureusement trop souvent le diagnostic.

Quant à admettre que l'uréthrite chronique postérieure ne puisse pas se distinguer de la cystite blennorrhagique, comme cela a été soutenu ; je ne puis l'accepter, car tout, début, douleurs, hématurie, en fait deux maladies absolument différentes.

Pour la prostatorrhée, il y a peu d'importance à en faire le diagnostic, car nous avons vu que l'uréthrite chronique postérieure s'accompagne le plus souvent de prostatite catarrhale qui semble être le point de départ de la prostatorrhée, et on peut dire qu'il y a là une question de proportion que chaque médecin peut régler à sa guise, d'autant plus que le traitement ne variera pas beaucoup.

III

THÉRAPEUTIQUE.

Traitement préparatoire. — Son importance. — S'il existe un rétrécissement, le guérir. — Injections. — Instillations. — Applications directes. — De l'emploi de l'uréthroscope. — Traitements divers, boutonnière périnéale. — Traitement : 1° de l'uréthrite antérieure ; 2° de l'uréthrite postérieure catarrhale prédominante ; 3° de l'uréthrite antérieure et postérieure ; 4° de l'uréthrite postérieure avec troubles neurasthéniques ; 5° écoulements uréthraux provenant soit d'affections générales, soit de suppuration voisine. — Conclusion.

MESSIEURS,

Nous voici arrivés presque à la fin de notre tâche et, si vous nous avez bien suivi, vous devez trouver que plus nous avancions, plus nous rencontrions de véritables difficultés. Le chapitre que nous allons entreprendre est bien le plus important et le plus délicat, car que serait une histoire de l'uréthrite chronique où la portion thérapeutique ne viendrait pas chercher à réaliser la solution des problèmes que nous avons rencontrés sur notre route.

Pour y parvenir avec quelque chance de succès, il n'y a pas seulement à vous citer toute une série de formules en vous disant : cherchez la meilleure. Mais il faut vous dire : voilà les conditions dans lesquelles peuvent se présenter les malades et, suivant ces conditions, voici les indications qu'il faut chercher à réaliser ; plusieurs procédés, plusieurs formules peuvent y parvenir, voici les raisons pour lesquelles je vous conseille telle ou telle formule : vous pourrez les varier, mais voici les grandes lignes de traitement qu'il faut suivre, si vous voulez arriver à quelque résultat.

La première recommandation que je vous ferai en présence d'une vieille goutte militaire, est de ne jamais se hâter de commencer le traitement ; il faut avant tout savoir depuis combien de temps elle existe, et à la question que vous fera le client : « Docteur, sera-ce long ? » Répondre : « Avant d'essayer de vous guérir, il faut vous faire suivre un traitement préparatoire qui exige un temps proportionnel à votre constitution ; » et je ne crains pas de leur demander autant de semaines que leur écoulement a duré de mois. Si c'est exagéré, tant mieux, vous en serez quitte pour diminuer, ce dont votre malade ne se plaindra pas ; mais au moins vous ne l'aurez pas trompé. Si, par un hasard très extraordinaire, vous étiez le premier consulté, il y aurait toujours intérêt à ordonner cette préparation, car si votre malade n'a pas encore essayé de traitement pour sa goutte militaire, il n'a pas encore abandonné celui de la blennorrhagie aiguë.

Le conseil que je vous donne pour le début du traitement, nous allons le retrouver pendant toute la durée de l'uréthrite chronique ; car il est indispensable d'interrompre de temps en temps le traitement, laisser reposer la maladie pour reprendre plus tard.

Il ne faut pas d'autant plus croire que ce temps de repos que nous allons réclamer soit un temps perdu, c'est peut-être au contraire celui qui nous rendra le plus de service ; car nous allons en profiter, après une étude sérieuse du malade, pour nous adresser à la partie faible de sa constitution, de son hygiène, et, souvent, j'ai vu ce traitement préparatoire guérir un écoulement déjà bien mal traité. Si, en effet, vous ajoutez injection sur injection, topique sur topique, vous finirez par produire un magma qui deviendra lui-même le point de départ d'irritation extérieure capable d'entretenir l'écoulement, sans parler de tous les micro-organismes dont l'introduction est susceptible de développer une nouvelle uréthrite, ainsi que nous l'avons vu plus haut.

Par l'étude que vous allez faire, vous pourrez chercher à établir à quelles circonstances l'on doit attribuer l'établissement de l'uréthrite chronique, et votre traitement préparatoire permettra peut-être de les contre-balancer.

Presque toujours affaibli par le traitement qu'il vient de suivre, par la suppression des stimulants ou des fortifiants, par la grande absorption de boissons émollientes, un individu qui arrive à l'état chronique a toujours besoin d'être un peu remonté.

Les amers : décoction de quinquina, noix vomique, gouttes amères de Baumé, huile de foie de morue, iodure de fer, café noir léger avec vingt gouttes de teinture d'iode iodurée, frictions sèches, bains sulfureux, bains avec eaux mères de Salies en Béarn, le séjour à la campagne, ou un vrai changement de climat, seront la base de votre thérapeutique reconstituante.

Si, en examinant la verge, vous trouvez cette disposition signalée par Ricord, de verge semblant diminuer de lon-

gueur par suite de l'inflammation chronique; vous vous
trouverez bien d'ordonner des frictions d'onguent napolitain à faire le soir tout le long du canal et de faire prendre
à votre malade un peu d'iodure de potassium qui agira sur
cet engorgement chronique et peut-être aussi sur les infiltrats qui existent forcément à ce degré.

Comme alimentation, il y a peu de choses à proscrire,
sauf les truffes, les épices, les pickles, qui sont détestables;
comme boisson, il faut éviter la bière, le champagne, le
cognac, qui font durer indéfiniment l'irritation : quant au
café, qui n'est pas excellent, j'ai cependant fini par ne pas
l'interdire absolument, parce qu'il est rare que le malade
observe la prescription, et je préfère, par une certaine tolé-
rance de telle minime quantité par jour, empêcher l'abus.

Nous nous trouvons, pour ces questions de permission et
d'interdiction, dans une situation toujours assez fausse,
car on doit toujours craindre que le malade en tienne peu
de compte et ne finisse par se moquer de nous. Ainsi,
pour le coït, est-il préférable de chercher à gagner la
confiance du malade, et dans le cas où, après avoir causé
avec lui, on voit qu'il y aura beaucoup de difficultés à
obtenir une abstinence complète en tout point désirable,
il vaut mieux le tolérer dans une certaine proportion et
même le prescrire à jour fixe. Cette recommandation
peut paraître bizarre, mais elle a une réelle importance
au point de vue du traitement. Pour toutes les séances
d'injections, d'instillations, d'examen uréthral, il faut
mettre un intervalle d'au moins 48 heures entre le coït
et ces différentes manœuvres, or, si l'on n'est pas bien
d'accord, on est à la merci d'un faux renseignement;
au contraire, autorisé par vous, le malade n'a aucune

raison pour vous tromper et vous n'aurez pas à craindre
une séance faite dans de mauvaises conditions. Il est
bien entendu que si, ce qui arrive quelquefois, vous tom-
bez sur un malade craintif, un peu inquiet de ces relations
dont il n'a pas conservé un bon souvenir, profitez-en pour
lui recommander une abstinence complète.

A côté de cette ordonnance d'hygiène que je considère
comme la plus importante, vous ordonnerez, spécialement
pour l'écoulement, quelque chose d'insignifiant, mais qui
engagera le malade à ne point faire d'imprudence, en
croyant que tout lui est permis, ainsi deux verres par jour
d'eau de goudron ou deux verres d'eau d'Evian ou de Con-
trexéville sucrée avec une cuillerée de sirop de nymphæa,
ou deux verres d'eau de graine de lin préparée à froid.

Je crois presque inutile de vous rappeler qu'avant de donner le moindre conseil, vous devez avoir examiné les urines
de votre malade et, surtout, la macule que l'écoulement
peut laisser sur le linge. Ces deux examens sont indispensables, car ils vous auront donné déjà une idée de l'âge et
de l'extension du mal, et ils vous serviront de point de
repère pour la direction du traitement.

Il est bien entendu qu'en remettant cette ordonnance,
vous aurez soin de prévenir que ce traitement ne guérira
nullement et n'a d'autre but que de préparer le canal à
supporter le traitement définitif.

Avant d'aller plus loin et de suivre notre malade, je
crois utile de passer en revue les différentes méthodes que
l'on peut opposer à un écoulement chronique; nous pourrons, suivant les indications cliniques, choisir celle qui nous
paraîtra préférable en la modifiant comme substance à employer, suivant les circonstances et suivant vos préférences.

Ainsi que je vous l'ai dit au chapitre Diagnostic, la première chose à élucider est de rechercher s'il y a un rétrécissement; s'il existe, il faut le modifier et ensuite s'attaquer à l'écoulement. Nous allons donc passer en revue :

1° le traitement préférable à appliquer contre ce rétrécissement;

2° les traitements à employer contre l'écoulement, que l'on peut classer ainsi :

A. les injections;

B. les instillations;

C. les applications directes soit à l'aide de l'uréthroscope, soit à l'aide d'autres instruments, soit à l'aide des bougies fondantes;

D. Opération spéciale ou médications diverses.

Vous pourrez varier à l'infini, suivant vos goûts, vos idées, les médicaments à employer, mais vous serez toujours obligés de faire usage d'une de ces méthodes.

1° TRAITEMENT DU RÉTRÉCISSEMENT

Je ne reviens pas sur le diagnostic du rétrécissement, je vous en ai parlé plus haut en vous disant ce que nous, chirurgiens français, appelions un canal rétréci, n'acceptant nullement les idées d'Otis qui sont parfaitement exagérées; lorsqu'un canal de l'urèthre laisse passer facilement, dans toute sa longueur, une bougie exploratrice du n° 20 et 22, il n'est pas rétréci. Pour atteindre ce calibre, il y a quelquefois des difficultés tenant souvent au méat, qui, d'après les chiffres que je vous ai donnés, ne présente pas une ouverture suffisante pour laisser passer une boule de ces dimensions; je crois qu'il ne faut pas hésiter à le débrider, ainsi que la petite bride congénitale qui se trouve à la réunion de la fosse naviculaire et de la portion spongieuse du canal. Je vous conseille beaucoup d'exécuter ce débridement avec un bistouri de Cowper, bistouri à hernie. La forme concave de la lame coupante est excessivement commode; on introduit la lame, concavité en bas, pendant qu'on tient le gland relevé entre le pouce et l'index de la main gauche, puis on appuie le bistouri dans l'angle inférieur, et on débride ainsi le méat de la quantité nécessaire. On place comme pansement, entre les lèvres de l'incision, un petit morceau de gaze antiseptique et, dès le lendemain, on passe une bougie d'un numéro correspondant à celui de la boule.

Quel est le meilleur traitement à employer contre le rétrécissement qui accompagne une uréthrite chronique? D'après ce que nous savons des rétrécissements, il faut surtout chercher à détruire les infiltrats dont la transformation en tissu conjonctif sera le point de départ des points rétrécis. Si le rétrécissement n'est qu'au début, il n'y a qu'à songer à la dilatation progressive qui détruira forcément les points infiltrés. Si au contraire le rétrécissement est plus avancé, c'est-à-dire si la transformation du tissu embryonnaire est plus avancé, et que la dilatation éprouve une certaine difficulté, faut-il persister ou faut-il recourir à l'uréthrotomie interne?

Si je n'avais pas mon uréthrotome à lame cachée dont vous me voyez me servir journellement, je dirais qu'il faut persister dans la dilatation en employant soit l'ingénieux procédé de mon savant ami le prof. Le Fort, soit la dilatation inflammatoire atrophique de Voillemier, car l'uréthrotome de Maisonneuve ne répond pas au but que l'on veut atteindre.

Que veut-on obtenir? détruire les infiltrats, points de départ des rétrécissements. Or le Maisonneuve, introduit dans un canal rétréci, sectionne le point où la lame coupante rencontre une résistance, c'est-à-dire que celle-ci soit ou ne soit pas le siège d'infiltrats. En général c'est la partie supérieure qui est presque toujours normale, son action sera donc nulle sur les tissus infiltrés.

Mon uréthrotome agit d'une tout autre façon. La lame rencontre la paroi perpendiculairement, mais, comme elle est *mousse*, elle n'incise pas. Lorsque la lame rencontre la muqueuse saine, c'est-à-dire non infiltrée de noyaux embryonnaires, elle la repousse; si, au contraire, elle rencontre la muqueuse doublée d'un noyau induré, elle le déchire, comme le fait une section mousse, mais sans inciser la muqueuse à moins que celle-ci ne soit le siège d'une de ces transformations épithéliales, dépendantes du travail de sclérose profond dont je vous ai expliqué le processus (p. 51). Lorsque j'ai fait sortir trois fois la lame, en imprimant à l'uréthrotome un mouvement circulaire, je le pousse légèrement d'avant en arrière et, s'il peut pénétrer, je suis certain d'avoir débridé une portion de la corde uréthrale excentrique. L'introduction de l'uréthrotome du numéro supérieur m'indique s'il persiste encore des indurations circonférielles que je puis encore détruire par des séries de débridements latéraux; j'introduis enfin un troisième uréthrotome dont l'olive correspond au n° 22. Je puis donc être sûr, par le passage successif de mes trois uréthrotomes, dont les débridements ne se correspondent jamais, d'avoir traversé les points d'infiltration et, par conséquent, d'avoir déchiré comme avec la dilatation, mais beaucoup plus rapidement, les points destinés à devenir le siège de rétrécissements.

C'est vous dire que je considère mon uréthrotome à lame mousse, et agissant de dedans en dehors comme pouvant, de même que la dilatation, répondre à l'indication que l'on doit chercher dans ces circonstances : détruire les infiltrats embryonnaires dont la marche fatale conduit, ainsi que nous le savons, à la sclérose des tissus.

En dilatant le rétrécissement on peut activer le traitement en enduisant les bougies avec des topiques fondants et modificateurs, dont je vous donnerai la formule plus loin.

2° TRAITEMENT DE L'ÉCOULEMENT

Une fois le rétrécissement détruit, reste l'uréthrite chronique, contre laquelle nous pouvons employer une des méthodes suivantes :

A. *Injections.* — C'est peut-être la plus vieille méthode, car on en trouve des formules dans les ouvrages les plus anciens, mais, hélas! les résultats ne devaient pas être déjà excellents, si l'on en croit Astruc qui, après avoir cité des formules déjà remarquables de Charles Musitan, ajoute : « Voilà, sans contredit, une manière fort aisée et fort commode de guérir la gonorrhée, si la chose était bien vraie; mais, malheureusement pour les débauchés, la raison et l'expérience en démontrent également la fausseté. »

Voici le manuel de l'injection uréthrale que j'emprunte en entier au livre de M. le docteur Diday, qui est, sans contredit, le praticien ayant la plus grande expérience de ce genre de traitement.

« Étant debout, ou assis sur le bras d'un fauteuil, la verge tenue élevée, saisir la seringue par le haut de son corps, entre le pouce et médius droit, l'index placé sur le bouton ou dans l'anneau du piston : en introduire le bec à 10 ou 12 millimètres dans le méat, dont on pince le bord avec le pouce et l'index gauche en tirant ce bord de côté, de manière à ce qu'il coiffe le bec de la seringue pour empêcher le liquide de refluer à mesure que l'on injecte. Poussez alors le piston, de façon à vider en deux ou trois secondes le contenu de la seringue ; puis en la retirant, pincer solidement le méat entre le bout de l'index et du médius droits ; attendre une minute dans cette situation ; enfin refouler le liquide en arrière en pressant la verge de haut en bas, entre les deux doigts de la main droite, puis entre les deux doigts de la main gauche alternativement et successivement portés les uns derrière les autres, depuis le méat jusqu'au-devant des bourses, par un mouvement analogue à celui d'un homme qui monte une échelle en saisissant alternativement de chaque main les barreaux l'un après l'autre. »

Quant à l'instrument, une bonne seringue de verre avec un vrai piston est l'instrument le plus commode et le plus pratique. Les injections se font, suivant les cas, suivant le liquide, tous les jours une ou plusieurs fois par jour.

B. *Instillations*. — L'instillation est une méthode moderne, 1868, due à M. le professeur Guyon, et elle a constitué

un grand progrès dans le traitement de l'uréthrite. Le but
de l'instillation est, au lieu d'envoyer au petit bonheur l'injection dans le canal, de porter sur le point malade le
liquide qui doit agir. Vous voyez combien cette méthode
est plus scientifique, aussi a-t-elle été accueillie avec
grande faveur et, aujourd'hui, c'est la méthode de choix en
France et on peut dire aussi à l'étranger, car, dans presque
tous les livres, on l'indique comme préférable aux autres
procédés. Le seul reproche que l'on puisse faire à la méthode, c'est sa facilité, et le résultat en a été qu'elle est
employée au hasard et sans suivre les recommandations de
son auteur, si bien qu'au lieu d'être une instillation, ça devient une mauvaise injection. J'emprunte au livre de mon
savant collègue le *modus faciendi* de l'instillation.

« L'appareil instrumental est fort simple. Il se compose
d'une seringue compte-gouttes pouvant contenir quelques
grammes de liquide, et d'un explorateur à olive perforée.
La seringue doit être munie d'une canule conique à pas
de vis extérieur, la perforation de l'olive doit être centrale
et très fine. Le piston de la seringue doit être mû comme
celui de l'ancienne seringue de Pravaz par tours de vis suc-
cessifs et non par pression. C'est à tort que les fabricants
appliquent à la seringue à instillation cette modification
utilement apportée à la seringue hypodermique. La seringue est remplie de la solution choisie, puis vissée sur
l'extrémité de la tige de l'explorateur auquel elle doit être
intimement unie. Avant de l'introduire dans l'appareil il
doit être amorcé, la tige de l'explorateur retient en effet
une certaine quantité de liquide. On le remplit exactement, de telle sorte qu'à chaque demi-tour de vis on voit
s'échapper, par la petite perforation de l'olive, une goutte

de solution. Si l'union de l'explorateur et de la canule est parfaitement intime, le liquide ne peut s'échapper que lorque le piston est mis en mouvement, c'est pour bien assurer ce résultat que la canule est conique et armée à l'extérieur d'un pas de vis. »

Avec l'instillation on peut atteindre l'urèthre postérieur aussi facilement que l'urèthre antérieur, et on peut y verser à coup sûr le nombre de gouttes que l'on juge convenable d'instiller. M. le professeur Guyon a été conduit à imaginer cette méthode des instillations parce que le porte-caustique de Lallemand, dont le but était d'atteindre la région prostatique, agit un peu en aveugle[1]. Les instillations doivent être faites tous les trois ou quatre jours et ne doivent l'être que par un chirurgien qui seul pourra se rendre compte de la région où elles doivent porter. Bien exécutées, c'est un excellent procédé ; mal exécutées, elles valent moins que la méthode des injections.

3° *Applications directes.* — Les applications directes sont un procédé ancien, et il y a plus de trois cents ans que les chirurgiens avaient eu l'idée de porter directement des principes médicamenteux à l'aide de bougies dont ils les enduisaient. On a, soi-disant, perfectionné ce procédé en inventant les bougies fondantes, composées de gélatine, de beurre de cacao dans lesquelles on incorpore ratanhia, sulfate de zinc, belladone, chlorure de zinc, etc., etc. On glisse cette bougie, longue de 10 à 12 centimètres, dans l'urèthre et on la laisse fondre pendant la nuit. J'ai employé ces bougies dans mon service du Midi, sous les

1. F. Guyon : Maladies des voies urinaires. 1881.

yeux d'un des inventeurs, qui a quitté le service sans prévenir, tant les résultats étaient nuls. Barkley-Hills, qui les a employées beaucoup dans l'uréthrite chronique, dit que sur 50 malades il aurait obtenu 10 guérisons, mais qu'il a eu souvent des aggravations.

Ce résultat est très compréhensible, lorsqu'on réfléchit que les substances incorporées sont très peu solubles et, par conséquent, pénètrent à peine les plaques qu'elles doivent atteindre.

De même pour les injections solidifiantes qui sont contenues dans un système analogue aux tubes de couleurs à l'huile, et que l'on pousse dans le canal par un tour de vis. Elles ne pénètrent pas toujours très facilement dans le canal qui ne se laisse pas entr'ouvrir, et elles touchent fort peu les points vraiment malades.

Ces deux procédés agissent, par conséquent, aussi bien sur les points sains que sur les points malades, et elles ne peuvent avoir que des résultats fort incertains.

Le véritable instrument pour porter directement un médicament sur un point voulu est le porte-caustique de Lallemand, qui consiste, comme vous le savez, en un tube droit du calibre n° 16 environ. Dans ce tube se trouve une tige métallique à l'extrémité de laquelle existe un renflement creusé d'une gouttière, dans lequel se place le nitrate d'argent fondu. En poussant l'autre extrémité de la tige on fait sortir le renflement du tube, et par conséquent on rend libre le crayon de nitrate d'argent. Cet instrument avait été inventé surtout pour agir sur la prostate; il faut donc, pour l'introduire, savoir pratiquer le cathétérisme avec des instruments rectilignes. Après être arrivé au niveau de l'aponévrose moyenne, il faut incliner complètement en bas, entre les jambes du malade le pavillon du porte-caustique, et alors le pousser d'avant en arrière et un peu de bas en haut, pour pénétrer dans la région de la prostate. Arrivé dans cette région, on s'arrête, et poussant la tige interne, en même temps qu'on attire de dedans en dehors le tube métallique, on fait ainsi sortir la cuvette juste dans la région que l'on veut toucher. Comme dans la majorité des cas, c'est la paroi inférieure que l'on doit cautériser, il faut avoir soin, au moment où l'on fait sortir la cuvette, que le côté où se trouve le caustique soit en rapport avec cette paroi inférieure, et il suffit alors d'un petit mouvement de rotation pour toucher toute la surface avec le caustique. C'est un excellent procédé, malheureusement tombé entre les mains de charlatans qui en ont fait un abus déplorable pour le traitement de l'impuissance et des pertes séminales. Comme je vous le disais plus haut en vous parlant des instillations, M. le prof. Guyon reprochait à ce porte-caustique de ne pas permettre de connaître le degré de cautérisation, et surtout d'être très souvent le point de départ d'accidents graves, hématurie et dysurie. Je me joins entièrement à ces critiques et je crois qu'il faut réserver l'usage du porte-caustique de Lallemand aux cas si graves d'uréthrite postérieure où commencent, comme nous l'avons vu, ces accidents nerveux de neurasthénie; l'application du porte-caustique est un révulsif énergique, un modificateur important du moral et du physique, qu'il ne faut pas négliger, mais il faut savoir l'appliquer sans promettre des résultats impossibles à obtenir.

En Allemagne, on emploie un instrument analogue, inventé par Dittel, qui est composé d'un tube métallique courbe comme un cathéter, dont l'ouverture est fermée par une olive maintenue à l'extrémité d'un conducteur, comme le porte-caustique Lallemand, mais l'introduction est plus facile parce qu'il est courbe. Une fois introduit dans l'urèthre jusqu'à l'endroit que l'on veut cautériser, on retire l'olive et on la remplace par une petite bougie que l'on glisse jusqu'à l'extrémité du tube et qu'on dépose dans la région prostatique.

Tommasoli a fait construire un appareil analogue dont la tige interne, au lieu de se terminer comme le porte-caustique de Lallemand par une cuvette unique, porte plusieurs cuvettes qui peuvent contenir un décigramme d'onguent spécial au nitrate d'argent mélangé à de la lanoline et de l'huile d'olive dans la proportion de 1 pour 100. L'instrument introduit dans le canal, on dépose l'onguent dans la région prostatique en faisant sortir du tube métalliques une, deux ou trois petites cuvettes.

A côté de ces médicaments solides que l'on porte et qu'on laisse fondre à l'endroit malade, on a proposé l'emploi de poudres envoyées par insufflation dans le canal de l'urèthre au moyen d'une poire adaptée à un tube creux, que l'on introduit facilement dans le canal. L'idée d'une poudre séchant et séparant les parois de l'urèthre, absorbant la suppuration n'est certainement pas mauvaise, mais, sauf entre les mains des inventeurs, les résultats n'ont pas été merveilleux, car il se forme des magmas, presque des concrétions qui sont difficiles à évacuer et qui deviennent cause de poussées inflammatoires.

De l'emploi de l'uréthroscope. — La méthode de l'application directe des médicaments n'est entrée dans une voie sérieuse que depuis l'emploi de l'uréthroscope; par l'exploration du canal on va à la recherche des points malades, et alors il est possible de les toucher directement. Avec l'uréthroscope on peut reconnaître les plaques érosives, les plaques granuleuses, avec ces grandes portions de muqueuse envahie, laissant suinter une sécrétion abondante, et les points où va commencer un rétrécissement.

Avant d'employer l'uréthroscope, il faut d'abord avoir habitué le canal au passage des tubes pour éviter les spasmes, le laver avec soin par une irrigation tiède antiseptique. On introduit un des speculums enduit de glycérine, d'après le calibre de l'urèthre; on est souvent étonné combien une différence insignifiante de calibre donne de la facilité pour l'introduction; on pousse doucement le speculum, muni de son mandrin métallique, en s'arrêtant chaque fois que l'on sent une légère résistance, on retire alors le mandrin; et l'examen local vous fera reconnaître tout de suite la cause de l'arrêt. On appuie légèrement sur le speculum, on voit la muqueuse céder, s'entr'ouvrir, et l'instrument pénètre jusqu'à la région bulbeuse, où là, on trouve presque toujours le vrai siège des lésions.

L'exploration de l'urèthre postérieur est plus difficile, mais heureusement elle est beaucoup moins importante. En retirant lentement l'uréthroscope on fait repasser sous ses yeux tout le canal de l'urèthre et on réexamine les différents points malades. Cela fait, il faut intervenir. Chaque point malade que l'on rencontre, doit être touché soit avec un écouvillon spécial en forme de pince, auquel on adapte un petit pinceau d'ouate, soit avec une simple tige de bois excessivement fine à l'extrémité de laquelle on a enroulé à l'aide d'un fil un peu d'ouate. Je préfère ces pinceaux montés sur une tige en bois très flexible aux écouvillons, car ils sont plus souples et pénètrent, en pliant légèrement, dans le speculum sans qu'il soit nécessaire d'enlever la lampe, ce qui fait perdre moins de temps. Souvent cet attouchement, avec le pinceau d'ouate sèche ou imbibée d'eau boriquée, nécessaire pour nettoyer la plaque et enlever le pus qui est adhérent, amène du sang que l'on arrête assez facilement en comprimant avec un pinceau imbibé de liqueur de Van Swieten étendue ou d'une infusion d'hamamelis. Nous allons voir dans un instant quels sont les topiques que l'on peut employer directement. Ce procédé est devenu très en faveur depuis que l'usage de l'uréthroscope s'est un peu répandu, mais il n'en restera pas moins un procédé réservé à quelques initiés, car il demande un outillage compliqué, un apprentissage délicat dont l'emploi exigera toujours la main d'un chirurgien.

D. *Traitements divers.* a. *Boutonnière périnéale.* — Sir Reginald Harrison, chirurgien de l'hôpital de Saint-Pierre à Londres, a proposé l'opération de la boutonnière périnéale contre les cas d'uréthrite inguérissable. A cas exceptionnels il faut, dit-il, des procédés exceptionnels, et partant de là, il s'est demandé si dans des cas semblables on ne devait pas s'inspirer des principes de chirurgie générale. Pour lui, le point malade de l'urèthre, région limitée au bulbe dans ces cas intarissables, peut être comparé à une cavité suppurante dans laquelle injections et urines séjournent sans pouvoir obtenir un drainage complètement efficace. Chez un individu qui avait déjà subi l'uréthrotomie interne, sir Harrison pensa que la persistance de l'écoulement tenait à une dilatation située derrière une constriction du bulbe. Il n'hésita pas, pour éviter que l'urine ne vienne au contact des parois de l'urèthre, à isoler le canal, à ouvrir la région membraneuse et à placer dans la vessie une sonde à demeure pour faire passer directement l'urine dans un urinoir placé près du malade. Il maintint la sonde à demeure pendant vingt-cinq jours et comme pansement, sir Harrison fit pratiquer, ainsi que je vous l'ai indiqué à la suite de l'uréthrotomie, de grands lavages du canal par le méat. Toute l'urine passait donc à travers le tube à drainage.

Dix jours après l'enlèvement de la sonde, la plaie s'était fermée et depuis un an que l'opération a été faite, le malade n'a jamais revu une goutte de pus au méat.

Sir Harrison a opéré deux autres malades par ce procédé et a obtenu deux succès.

Je considère cette méthode comme excessivement rationnelle et appelée à un vrai succès. Je regrette, depuis que je connais les résultats obtenus par notre habile et sympathique confrère de Londres, de n'avoir pas eu l'occasion de l'appliquer; car, si je n'avais pas déjà pour l'uréthrotomie externe une grande prédilection, je crois que les raisons sur lesquelles s'appuie sir Harrison, auraient suffi pour m'engager à essayer ce procédé, qui me paraît très ingénieux et très rationnel[1].

b. *Autres traitements.* — Outre ces méthodes que nous venons de passer en revue, on pourra recourir à des applications froides uréthrales, aux lavements froids à 10 degrés, aux suppositoires de tous genres, à la méthode des

---

1. Lectures on the surgical disorder of the urinary organs, by Sir Reginald Harrison, 1887.

révulsifs et à l'hydrothérapie, dont l'effet est merveilleux, au début des troubles neurasthéniques.

Le massage général donne souvent de très bons résultats, et le massage local de l'urèthre fait avec les bougies Béniqué est d'une grande utilité dans certains cas dont nous rechercherons plus loin l'indication.

En terminant cet exposé, je vous répéterai que souvent on est obligé de varier la médication pour éviter l'accoutumance, ou de laisser reposer le malade.

Maintenant, Messieurs, que nous voici au courant des différentes méthodes que l'on peut opposer à l'uréthrite chronique, à la goutte militaire, nous pouvons revenir à notre malade que nous avons quitté, à notre premier examen, après lui avoir remis cette ordonnance que j'appellerai d'*attente*. Vous lui aurez donné rendez-vous à quinzaine au plus tard, en lui recommandant de vous rapporter son urine du matin en deux flacons et un morceau de linge sur lequel se trouveront la goutte du matin du jour où il viendra et celles des deux jours précédents. A moins de phénomènes particuliers, il est sage d'établir à cette seconde visite votre diagnostic ; je n'ai pas à revenir sur la manière de le poser, nous l'avons étudié au chapitre précédent et nous arriverons à l'un des diagnostics suivants :

1° Uréthrite antérieure ;

2° Uréthrite postérieure catarrhale prédominante ;

3° Uréthrite antérieure et postérieure ;

4° Uréthrite postérieure avec troubles neurasthéniques ;

5° Écoulement uréthral provenant soit d'affection générale, soit de suppurations voisines.

Une fois le diagnostic posé, il reste à résoudre une question délicate si l'on accepte mon opinion sur l'importance du traitement préparatoire ; combien de temps doit-on le suivre, et à quel moment doit-on entreprendre le traitement définitif ?

C'est un peu affaire de tact de la part du chirurgien, qui doit se guider principalement sur la coloration de la goutte que vous présentera le malade. Si, après les premiers quinze jours, la goutte n'a pas beaucoup changé, il est probable que la muqueuse n'est pas trop abîmée par tous les astringents dont on l'a couvert, on ne gagnera donc pas grand'chose localement a attendre et, si l'état général est meilleur, on pourra commencer. Au contraire, si la goutte prend un aspect plus aigu, comme vous pourrez facilement le reconnaître, si vous vous souvenez des colorations que M. Diday a si bien indiquées, il sera plus prudent d'attendre encore, ce qui permettra ainsi au canal de se déterger entièrement. Comme conclusion, je vous dirai qu'il y a moins de danger à faire une préparation longue qu'une préparation trop courte.

1° *Uréthrite antérieure.* — L'uréthrite se présente sous des aspects différents suivant son âge ; si la maladie n'est pas très ancienne, l'écoulement est encore abondant et s'accompagne d'urines muqueuses ; si la maladie est plus invétérée, c'est-à-dire plus localisée, il y a très peu d'écoulement et l'urine contient de petits filaments ; enfin, dans un troisième état que l'exploration directe du canal fait reconnaître, les infiltrats sous-muqueux sont sur le point de se transformer en tissu conjonctif, le rétrécissement du canal de l'urèthre est en voie de formation.

D'après ce que je vous ai dit, je crois qu'avant toute chose, il faut lutter contre le rétrécissement et le guérir sans se préoccuper dc l'écoulement ; une fois ce premier pas fait, on verra où en est l'écoulement et on le traitera comme si on n'avait pas eu à s'occuper d'un rétrécissement.

Comme je vous l'ai dit plus haut, c'est à la dilatation que je donne la préférence, car on est presque certain de détruire les infiltrats ; pour pratiquer cette dilatation, il sera bon de se servir de pommade ou d'autres topiques qui agiront déjà sur le canal. On a beaucoup préconisé en Allemagne la pommade à base de lanoline 95 contre 5 d'huile d'olive avec iodure de potassium 5, et iode métallique 0,50. Unna (1884) conseille les pommades suivantes :

Vaseline	87		Gélatine blanche . .	50
Paraffine	10	ou	Eau distillée	100
Baume copahu. . . .	2		Glycérine.	15
Nitrate d'argent . . .	1		Vaseline. . . . . , .	20
			Nitrate d'argent. . .	1

On fait fondre ces onguents dans lesquels on plonge les bougies que l'on retire et qu'on laisse sécher à la température de la chambre. On graisse les bougies ainsi enduites et on les introduit dans l'urèthre dont la chaleur fait fondre l'onguent qui agit sur les parois. Ces pommades donnent de bons résultats, mais doivent être employées avec précaution, car elles peuvent irriter assez rapidement.

Le rétrécissement guéri, c'est-à-dire n'existant plus, nous nous retrouvons dans le cas d'une uréthrite simple dont les infiltrats sont superficiels; nous pouvons rencontrer les deux formes signalées (p. 73 et 85).

Une première à forme catarrhale se présentant avec une urine très louche fortement muqueuse et avec un écoulement abondant ; c'est-à-dire foyers d'infiltrats superficiels,

et en même temps de grandes surfaces granuleuses conges-
tionnées, à sécrétion abondante. Une seconde forme, qui
n'est plus catarrhale, peu d'écoulement, filaments dans une
urine claire, c'est-à-dire foyers circonscrits, particulièrement au niveau du bulbe; forme sèche.

A. *Forme catarrhale.* — Avant de parler des moyens locaux,
je dirai que dans cette forme, lorsque le malade s'est reposé
pendant deux, trois semaines avec le traitement d'attente,
il n'est pas mauvais, si l'écoulement se représente sous l'aspect purulent, de reprendre un peu les balsamiques ; non
peut-être pas à des doses massives comme dans la blennorrhagie aiguë, mais à doses faibles un peu continues. J'emploie très bien dix ou douze capsules de copahu et cubèbe
(voir formule plus haut) à prendre en quatre fois par jour.
Si le malade a déjà fait usage de cette préparation, il sera
bon d'essayer d'une autre préparation.

Comme traitement local, le but que vous devez vous proposer à cette période est de guérir ces grandes plaques con-
gestionnées et sécrétantes dont la guérison vous permettra
d'agir alors sur les foyers circonscrits.

Le meilleur de tous les procédés est certainement l'injection dont l'action générale baignera et modifiera ces grandes
plaques granuleuses que l'uréthroscope nous a montrées.

Une des meilleures formules pour obtenir ce résultat est
la célèbre injection de Ricord, que je vous donne avant que
des industriels peu scrupuleux l'aient modifiée en l'abîmant
pour la baptiser industriellement.

Eau distillée.	250 grammes
Sulfate de zinc.	1 gramme
Acétate de plomb.	2 grammes
Laudanum de Syd.) Teinture de cachou (.	3 grammes.

On doit faire trois injections par jour, de la valeur d'une seringue.

Il est rare qu'après dix ou douze jours de son emploi, la sécrétion du canal ne soit pas modifiée et presque tarie ; on peut dire qu'elle a donné à ce moment tout ce qu'elle pouvait, il faut donc recourir à un autre agent pour modifier les foyers circonscrits qui persistent.

Dans cette forme catarrhale, Barkley-Hills conseille l'injection suivante :

Eau distillée	250	grammes
Permanganate de zinc	0,05	centigr.

dont il aurait obtenu d'excellents résultats pour diminuer ces accidents de catarrhe inflammatoire.

L'autre agent auquel on doit s'adresser après l'emploi de l'injection Ricord est le nitrate d'argent à la dose de :

Eau distillée	30	grammes
Nitrate d'argent	0,05	centigr.

dont on fera deux injections par jour.

Après l'emploi de ce traitement suivi pendant quinze ou vingt jours, l'état du canal, la nature, la quantité de l'écoulement vous indiqueront une grande modification ; l'urine, redevenue claire, vous donnera la preuve que les grandes plaques sécrétantes sont guéries et qu'il ne reste plus que des foyers circonscrits contre lesquels la méthode de l'injection ne peut plus rien. On a cependant conseillé, surtout en Angleterre, pour cette période où il n'existe plus d'inflammation, l'injection dite aux quatre sulfates.

Sulfate de zinc	1,50	gramme
Sulfate d'alumine		
Sulfate de fer	1	gramme
Sulfate de cuivre	0,10	gramme
Eau distillée	250	grammes

Si je donne cette formule, c'est qu'elle commence à pénétrer dans la thérapeutique française, mais je ne lui crois aucun avenir [1].

Lorsque nous avons obtenu cette modification de l'état inflammatoire et suppurant du canal, nous nous trouvons à peu près à la seconde forme sous laquelle je vous ai dit que l'uréthrite chronique pouvait se présenter : Urines claires avec quelques filaments brisés, pas d'écoulement, c'est-à-dire foyers circonscrits qu'il faut gnérir.

B. *Forme sèche.* — Le meilleur agent pour détruire les foyers circonscrits est le nitrate d'argent, et la méthode des instillations peut donner de bons résultats, car on fait porter assez exactement le topique sur le point malade; mais le liquide porté ainsi ne suffit pas souvent pour nettoyer la plaque et permettre au médicament de la pénétrer. C'est dans ces conditions que l'usage de l'uréthroscope donne d'excellents résultats.

Avec l'uréthroscope, on voit la plaque et on peut se rendre compte de son étendue et de son épaisseur.

Après avoir introduit le speculum, on nettoie avec soin la plaque à l'aide de l'écouvillon ou d'un plumasseau d'ouate boriquée; on enlève le pus, les points nécrosés et l'on touche avec le liquide que l'on a choisi.

Je préfère de beaucoup, comme je vous l'ai dit, le nitrate d'argent à la dose de 1/50 ou de 1/10, suivant la résistance de la plaque. Lorsqu'on la touche avec la solution de nitrate

---

1. Il est bien entendu, comme je vous l'ai dit en commençant, que je ne veux que vous indiquer les grandes lignes du traitement que vous pouvez varier à votre volonté, pourvu que vous agissiez dans le même sens. Aussi, au lieu de l'injection Ricord ou de l'injection anglaise au permanganate de zinc, vous pouvez employer tanin, perchlorure de fer, copahu, vin rouge, etc.: à la place du nitrate d'argent, sulfate de zinc ou sulfate de cuivre.

d'argent, on la voit se rétracter sous l'influence du liquide astringent.

On a proposé comme solution astringente la solution de sulfate de zinc, à 3 0/0 ; sulfate de cuivre, à 1 0/0 ; d'alun, à 3 0/0. Mais je ne vous les conseille pas ; le sulfate de zinc agit superficiellement et forme avec le pus un magma qui ne se rétracte pas ; le sulfate de cuivre est quelquefois trop énergique et pourrait produire une eschare.

Un de mes élèves, M. D. Barbatis, a publié un petit travail où il a fait connaître les résultats obtenus dans l'uréthrite chronique avec une solution de violet de gentiane.

Nous avions voulu essayer la pyoctanine dont les heureux effets avaient été vantés pour les affections oculaires. La pyoctanine n'est pas un produit simple, mais c'est un bon antiseptique ; employé à la dose de 1/2 000, les résultats ont été déplorables. Sur le conseil de M. Bordas, nous avons repris les expériences avec le violet de gentiane, qui est un médicament d'une composition stable et dont la puissance antiseptique en fait un des plus puissants agents microbicides. A la dose de 1/1000 les résultats nous ont paru beaucoup meilleurs qu'avec la pyoctanine.

Malgré les quelques succès donnés par le violet de gentiane, c'est encore au nitrate d'argent que je donne la préférence, parce que son action est plus rapide et qu'on peut plus facilement le doser. Lorsqu'on manie des médicaments au 10 et 20 millièmes, il y a toujours des craintes d'erreur dont les résultats sont toujours à redouter. J'ai vu chez un de mes malades toucher avec une solution un peu plus forte que celle dont il avait l'habitude, une véritable menace de phlegmon. Aussi je réserve ce médicament aux uréthrites dans lesquelles le nitrate a échoué, mais, je ne saurais trop vous le répéter, les indications que je vous donne ne sont pas des règles absolues, elles doivent varier suivant les individus.

En résumé, c'est toujours la solution de nitrate d'argent que je vous conseille d'employer en premier lieu; si le nitrate d'argent échoue, vous pourrez essayer autre chose.

Après avoir introduit l'uréthroscope, on lave le foyer avec un pinceau imbibé de liqueur de Van Swieten au millième ou de teinture d'hamamélis, puis on touche avec le pinceau imbibé de la solution de nitrate d'argent, qui doit être d'autant plus forte que la plaque est plus résistante.

Ces attouchements doivent être faits tous les quatre ou cinq jours; dans l'intervalle, il faut prendre matin et soir des injections d'eau boriquée.

Sous l'influence de cette application, il se produit, le soir même, une petite recrudescence, le lendemain le liquide est un peu plus épais, puis en 48 heures tout se calme; une nouvelle application produit un effet moins accentué, et ainsi de suite, en diminuant graduellement.

Combien de temps peut durer le traitement d'une uréthrite chronique? En moyenne il faut au moins trois mois, et ce sont les cas heureux; il faut poursuivre le traitement jusqu'à guérison complète; mais il faut se rappeler que des débris épithéliaux peuvent se présenter dans une urine complètement saine; il faut donc savoir s'arrêter à temps, d'autant plus qu'un traitement trop prolongé peut parfaitement faire revenir des filaments. Au lieu de toucher les plaques avec des solutions aqueuses, on a conseillé d'y porter, à l'aide de l'uréthroscope, des onguents dont je vous ai parlé, à base de lanoline. La lanoline a l'avantage de s'attacher intimement à la muqueuse; les contractions des parois de l'urèthre la compriment et la font pénétrer dans la muqueuse. Trente-six heures après l'attouchement on retrouve encore dans l'urine des parcelles de l'onguent dont l'action se prolonge ainsi longtemps; mais, comme je vous l'ai dit pour le passage des bougies qu'on enduit de cet onguent, il ne faut pas l'employer trop longtemps, par crainte d'irritation (FINGER).

2° Uréthrite postérieure catarrhale prédominante. — Jamais, nous le savons d'après les recherches modernes, l'urèthre postérieur n'est pris isolément; si j'intitule ainsi ce paragraphe, c'est que je suppose, comme c'est très fréquent, que l'uréthrite antérieure est insignifiante et que l'uréthrite postérieure domine toute la scène.

Ici il n'y a qu'un seul traitement vraiment héroïque, reconnu presque universellement, c'est la méthode des instillations de M. le professeur Guyon.

En vous exposant la technique du manuel opératoire, je vous ai rappelé comment mon habile collègue avait été amené à inventer cette méthode pour remplacer le porte-caustique de Lallemand dont le maniement est difficile et dont les résultats sont très aléatoires et souvent douloureux.

Lorsqu'une instillation est bien faite, on ne voit jamais « de saignement, de dysurie ou de rétention d'urine, encore moins d'accès fébrile ».

L'instillation une fois faite dans l'urèthre postérieur, on retire l'instrument et on injecte dans l'urèthre antérieur quelques gouttes de la solution de nitrate d'argent; ainsi s'achèvera la guérison de l'uréthrite peu grave dont nous avons supposé l'existence.

Dans l'uréthrite chronique profonde catarrhale, l'action des instillations est vraiment merveilleuse, aussi ne vous parlerai-je pas des bougies fondantes, que l'on a préconisées dans ces cas, ou même de l'emploi de l'uréthroscope. L'introduction en est difficile et douloureuse, or le degré léger des lésions de cette uréthrite postérieure catarrhale ne réclame pas les attouchements que nécessitent les lésions de l'uréthrite antérieure, il est donc inutile de recourir à une manœuvre qui ne rendait aucun service.

Dans toute inflammation de l'urèthre postérieur, je fais prendre au malade de la térébenthine ou du santal, dont l'action est très sensible sur cette région.

3° *Uréthrite antérieure et postérieure.* — C'est le cas le plus fréquent ; les deux affections doivent être soignées à la fois, mais il faut avoir grand soin de bien laver le canal antérieur avant d'introduire la bougie perforée dans l'urèthre postérieur. Lorsqu'on retire la bougie et qu'on revient dans l'urèthre antérieur, il est nécessaire de bien tourner la bougie dans le bulbe avant de verser la solution ; de cette façon on nettoie mieux la muqueuse sur laquelle on va verser le liquide.

Si ce procédé ne suffit pas pour améliorer l'uréthrite antérieure, je n'hésite pas à recourir alors à l'emploi de l'uréthroscope, tout en traitant par les instillations l'uréthrite postérieure.

L'uréthrite postérieure est une des affections les plus importantes à connaître, car, ainsi que je vous l'ai dit, à propos de la symptomatologie, elle débute insidieusement et, dans le cours d'une uréthrite antérieure un peu grave, elle pourrait passer inaperçue ; l'uréthrite antérieure érugie, malade et médecin seraient tentés de croire inutile tout autre traitement, et l'uréthrite postérieure causerait, à la moindre excitation, le réveil d'accidents graves.

4° Uréthrite postérieure avec troubles neurasthéniques. — Ce chapitre devrait s'intituler plutôt : prostatite parenchymateuse ; mais il n'est pas toujours facile de savoir où finit l'uréthrite postérieure et où commence cette affection caractérisée par une hypersécrétion du mucus prostatique, plus grave que l'uréthrite chronique, moins grave que ce que l'on nomme la prostatorrhée, affection qui s'accompagne d'accidents généraux neurasthéniques graves et contre lesquels, si le traitement général est excellent, le traitement local rend de grands services.

Vous vous souvenez, qu'au point de vue anatomo-pathologique, la prostate présente dans ces cas un aspect comparable à celui d'une fraise ; or les injections aqueuses ne suffisent plus et il faut alors avoir recours aux applications directes. Le porte-caustique de Lallemand peut rendre d'importants services, mais on ne doit porter le caustique que sur la paroi inférieure.

L'uréthroscope est alors de beaucoup préférable ; après avoir habitué le canal au passage des instruments rectilignes, soit seuls, soit avec l'aide de la cocaïne, on introduit l'uréthroscope et on touche le point malade avec un pinceau imbibé avec une solution argentine au 1/10ᵉ.

A la suite d'un semblable attouchement, il faut recommander au malade de peu marcher ; le résultat est en général assez bon, car on voit rapidement la muqueuse reprendre sa teinte normale.

Ces applications doivent être faites au moins tous les cinq jours.

En même temps qu'au traitement local, il faut avoir recours au traitement général, et en première ligne à l'hydrothérapie ; douche froide à 8 degrés sur la colonne vertébrale et sur le périnée, prise de 5 secondes de durée, et même quelquefois deux douches par jour. Mais, dans ces cas, l'hydrothérapie doit être très bien faite, et je n'hésite jamais à conseiller aux malades d'aller s'installer dans une maison spéciale d'hydrothérapie.

A côté de l'hydrothérapie générale, on a conseillé les bains de siège froids à 10 degrés deux fois par jour; ils sont excessivement difficiles à supporter. Les lavements froids de 100 grammes à 8 degrés sont mieux tolérés et plus actifs.

Les révulsifs au périnée ne m'ont jamais paru d'aucune utilité dans de pareilles maladies.

Lorsqu'il y a un peu d'amélioration et que les accidents semblent diminuer, on obtient d'excellents résultats par le massage de la prostate, fait avec les bougies Béniqué. Il faut, lorsque la bougie arrive dans la région prostatique, imprimer doucement au pavillon un mouvement d'avant en arrière et de haut en bas qui comprime toute la partie inférieure de la prostate. Il ne faut pas craindre d'aller jusqu'au n° 60 de la série. Mais, comme je vous l'ai déjà dit, il ne faut recourir à ce moyen que lorsque l'état local commence à s'améliorer, car ce passage réitéré chez un nerveux pourrait réveiller des accidents.

5° *Écoulements uréthraux provenant soit d'affection générale, soit de suppuration voisine.* — En vous parlant du diagnostic, je vous ai cité les écoulements uréthraux occasionnés non plus par la blennorrhagie, mais par un état constitutionnel : herpès, rhumatisme, goutte, tuberculose, ou par des suppurations provenant des glandes voisines, auxquelles le canal ne sert que de passage.

Je crois inutile de revenir sur le traitement local de ces écoulements herpétiques, goutteux ou tuberculeux ; vous savez qu'il est nul et que si vous voulez y toucher directement vous les exciterez ; il faut donc s'adresser à l'état général.

Je vous ai déjà dit que pendant le cours d'un traitement d'uréthrite chronique, il fallait souvent cesser le traitement, laisser reposer le malade, et surtout ne jamais perdre de vue la cause du passage à l'état chronique ; car, souvent, après avoir traité pendant longtemps sans grand succès un écoulement chez un lymphatique, obtiendrez-vous une guérison en l'envoyant pour une saison à des eaux sulfureuses (Luchon, Barèges) ou à des eaux salines (La Bourboule, Salis-en-Béarn) ou à Royat. Je vous rappellerai l'observation de Diday, de ce jeune médecin de Lyon qui traînait depuis quatorze mois une vieille goutte qui guérit en dix jours passés à Marseille, en juillet, par une grande chaleur.

Quant aux suppurations provenant de glandes uréthrales, elles peuvent avoir eu pour point de départ le gonocoque blennorrhagique qui se cantonne dans ces petits prolongements et qui y persiste encore lorsque tout est guéri.

On trouve quelquefois, en effet, les glandes de l'urèthre au niveau de la fosse naviculaire ou du méat envahies par une suppuration intarissable dont on ne peut obtenir la guérison ; si l'on aperçoit l'orifice, il faut y plonger une pointe de galvano-cautère. Si l'on n'aperçoit pas l'orifice, il faut comprimer le canal au-dessous du gland, puis verser dans la fosse naviculaire une solution de teinture d'iode, on ferme les lèvres du méat et on cherche, par une légère pression, à faire pénétrer la solution dans le foyer.

Pour les abcès folliculaires de la portion spongieuse, je ne connais qu'un moyen de guérison, c'est l'ablation de la petite poche.

Pour les cowpérites, suppuration rare dans l'uréthrite chronique, il faut inciser la poche et la traiter comme un abcès ordinaire.

Quant aux suppurations provenant d'affections osseuses, testiculaires, prostatiques ou d'organes voisins, il est impossible de fixer une conduite qui variera suivant les cas et dont les indications ressortent de la chirurgie générale.

Arrivé à la fin de ces leçons, Messieurs, puis-je espérer que vous guérirez plus d'uréthrites chroniques, plus de gouttes militaires que vos prédécesseurs, et que le cauchemar de Ricord ne viendra plus troubler le sommeil des chirurgiens? Je voudrais pouvoir le croire et j'en serais fort heureux.

Malheureusement il est à craindre que, dans la société, il y ait toujours des individus ennemis de toute loi et des blennorrhées résistant à tout traitement, pour la guérison desquelles il faudra toujours compter sur le temps, ce grand guérisseur; peut-être même faudra-t-il quelquefois, comme le dit La Fontaine, attendre « Le Trépas qui guérit tout ».

TABLE DES MATIÈRES

PREMIÈRE LEÇON

DEUXIÈME LEÇON

TROISIÈME LEÇON

QUATRIÈME LEÇON

INDEX DES AUTEURS

24 168. — PARIS, IMPRIMERIE LAHURE
Rue de Fleurus, 9.

9 782013 565929